临床新药应用指南

方士英 著

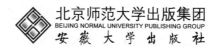

图书在版编目(CIP)数据

临床新药应用指南/方士英著.—合肥:安徽大学出版社,
2012.6(2017.1 重印)
ISBN 978-7-5664-0433-6

Ⅰ.①临… Ⅱ.①方… Ⅲ.①临床药学-指南 Ⅳ.①R97-62

中国版本图书馆 CIP 数据核字(2012)第 065459 号

临床新药应用指南

方士英 著

出版发行:	北京师范大学出版集团 安 徽 大 学 出 版 社 (安徽省合肥市肥西路 3 号 邮编 230039) www.bnupg.com.cn www.ahupress.com.cn
印　　刷:	安徽省人民印刷有限公司
经　　销:	全国新华书店
开　　本:	148mm×210mm
印　　张:	5.375
字　　数:	152 千字
版　　次:	2012 年 6 月第 1 版
印　　次:	2017 年 1 月第 4 次印刷
定　　价:	15.00 元

ISBN 978-7-5664-0433-6

责任编辑:钟　蕾　武溪溪　　装帧设计:戴　丽　　责任印制:赵明炎

版权所有　侵权必究

反盗版、侵权举报电话:0551-65106311
外埠邮购电话:0551-65107716
本书如有印装质量问题,请与印制管理部联系调换。
印制管理部电话:0551-65106311

前　言

本人在从事《药理学》的教学工作中，常常感到教材中药物与临床用药存在着脱节现象。究其原因：一是传统的教科书由于篇幅和学时的限制，不能面面俱到；二是教材编写需要系统性，有些药物无法收载在其中；三是讲述的内容主要是每类的代表性药物，涉及的主要是国家基本药物，对新药较少介绍；四是教材编写者与临床联系较少，不熟悉临床常用的新药、特药等。这样就导致了教师在教学过程中需要不断地收集新药信息，向学生补充临床常用新药的分类、作用、特点、临床应用、不良反应和用药护理等；学生走上实习或是临床工作岗位后对许多药物不了解；临床医生也只是根据药物说明书进行用药等。

《临床新药应用指南》一书的特点主要体现在"新"上，一是收载的是新药或药物的新剂型，传统药物极少收载其中；二是角度新，密切与临床联系，从临床用药和用药护理的角度进行介绍；三是着重阐述每个药物的用药注意事项，为临床合理用药提供帮助。本书主要用于指导临床医生合理用药、药学人员的专业知识更新，也可作为教师上课时的参考书和学生上岗实习时的用药指南。

本书在编写过程中得到了皖西卫生职业学院领导和药学系同仁的大力支持,六安市人民医院药剂科张静主任和六安市二院药剂科王群主任提供了相关新药信息,给予大力支持,在此一并表示衷心的感谢。

本人希望编写出一本实用的临床医生用药、药学人员知识更新、教师上课的参考书,但由于能力有限,不免有瑕疵,恳请同仁们批评指正,以便完善提高。

方士英

2011 年 8 月 23 日

目 录

第一章 脑血管疾病用药 ································· 1
　一、脑血管扩张药 ································· 1
　二、自由基清除药 ································· 7
　三、抗血小板聚集药 ······························· 8
　四、其他药物 ····································· 10

第二章 改善脑代谢和老年痴呆用药 ····················· 14
　一、改善脑代谢药 ································· 15
　二、中枢兴奋药 ··································· 30
　三、治疗老年痴呆药 ······························· 31
　四、其他药物 ····································· 33

第三章 解热镇痛抗炎用药 ····························· 34

第四章 精神疾病用药 ································· 38
　一、治疗精神分裂症药 ····························· 38
　二、治疗抑郁症药 ································· 42
　三、其他药物 ····································· 49

第五章 心血管系统疾病用药 ··························· 52
　一、降血压药 ····································· 52
　二、调血脂药 ····································· 67

三、其他药物 ………………………………………… 72

第六章　消化系统疾病用药 ……………………………… 79
　　一、治疗胰腺炎药 …………………………………… 79
　　二、治疗肝胆疾病药 ………………………………… 84
　　三、止吐药 …………………………………………… 89
　　四、胃动力促进药 …………………………………… 92
　　五、活菌制剂和促消化药 …………………………… 95
　　六、治疗消化性溃疡药 ……………………………… 99
　　七、止泻药 …………………………………………… 105
　　八、治疗肠炎药 ……………………………………… 107

第七章　眼、耳、鼻、咽喉科疾病用药 ………………… 111
　　一、眼科疾病用药 …………………………………… 111
　　二、耳、鼻、咽喉科疾病用药 ……………………… 113

第八章　过敏疾病用药 …………………………………… 116

第九章　治疗肿瘤用药 …………………………………… 119
　　一、抗代谢药 ………………………………………… 119
　　二、来源植物的抗肿瘤药 …………………………… 124
　　三、其他药物 ………………………………………… 128

第十章　麻醉用药 ………………………………………… 131
　　一、全身麻醉药 ……………………………………… 131
　　二、麻醉辅助用药 …………………………………… 134

第十一章　感染性疾病用药 ……………………………… 145
　　一、青霉素类药 ……………………………………… 145
　　二、头孢菌素类药 …………………………………… 148
　　三、其他药物 ………………………………………… 155

第一章 脑血管疾病用药

　　脑血管病包括出血性和缺血性脑血管病,其中出血性脑血管病占 10%～30%,缺血性脑血管病占 70%～80%。导致脑血管病的首要病因是动脉硬化,其次是动脉炎性改变、血流动力学改变(如高血压、低血压、心功能障碍等)和血液成分变化(如血液黏稠度过高、高脂血症、高糖血症、高蛋白血症、白血病等)。当急性脑血管病发作时,保持脑血流量和保护脑组织是治疗的主要目的。

　　根据作用机制的不同,抗脑血管病的药物可分为:①溶栓药:如降纤酶。②自由基清除药:如依达拉奉。③钙通道阻滞药:如尼莫地平。④直接作用于血管平滑肌的血管扩张药:如萘呋胺、尼麦角林、罂粟碱等。⑤改善微循环、降低血黏稠度的药物:如己酮可可碱、烟酸占替诺等。⑥抗血小板聚集药:如奥扎格雷、氯吡格雷等。⑦脑代谢药:如胞磷胆碱等。⑧其他类:如川芎嗪、长春西汀等。

一、脑血管扩张药

罂粟碱

　　罂粟碱(Papaverine)为阿片中异喹啉类生物碱,化学结构如下:

【其他名称】 帕帕菲林。

【药理作用】 是一经典的非特异性血管松弛剂,对磷酸二酯酶有强大的抑制作用,使组织内环磷酸腺苷(cAMP)含量增加,导致平滑肌松弛;抑制腺苷的摄取,轻度阻止血管平滑肌细胞膜的Ca^{2+}内流;对脑血管、冠状血管和外周血管都具有松弛作用,降低血管阻力。

【临床应用】 用于脑血栓形成、脑栓塞、肺栓塞、肢端动脉痉挛及动脉栓塞性疼痛。也可用于肾、胆和胃肠道等内脏痉挛的治疗。海绵体注射用于勃起障碍的治疗。

【不良反应】 常见有恶心、呕吐、食欲不振、便秘、头痛、嗜睡和过敏反应等。胃肠道外给药可引起注射部位发红、肿胀、疼痛等。快速静脉给药时可出现呼吸加深、心率加快、面色潮红,甚至有低血压、眩晕等。

【注意事项】 ①对脑和冠状血管的扩张作用不及对周围血管的作用,可使中枢神经缺血区的血流进一步减少,出现"窃流现象"。②过敏反应引起肝脏损害所致黄疸时,应立即停药。③青光眼患者应定期检查眼压。④静脉注射过快、过量可致房室传导阻滞、心室颤动甚至死亡。应用时需充分稀释后缓慢滴注或推注。⑤心绞痛、新近心肌梗死、胃肠道蠕动缓慢、麻痹性肠梗阻和肝肾功能不全者慎用。妊娠和哺乳期妇女慎用。出血或有出血倾向、完全性房室传导阻滞者禁用。能阻滞多巴胺受体,帕金森病患者禁用。脑梗死发病后24小时至2周内有脑水肿及颅内压增高者、血压下降或有下降趋势者禁用。

【制剂和用法】 片剂:30mg。注射剂:30mg(1ml)。成人,口服,1次30～60mg,1日3次。肌内注射,1次30mg,1日90～120mg。静脉注射,1次30～120mg,3小时1次,缓慢注射,不少于2分钟,以免引起心律失常和致命的窒息等。用于心脏停搏时,两次给药需间隔10分钟。静脉滴注,用0.9%氯化钠注射液稀释后静滴,1次30mg,1日90～120mg,分3～4次给药。儿童,肌内或静脉注射,1次按体重1.5mg/kg,1日4次。海绵体注射,推荐剂量为1次30mg,每周连续2次或不超过3次。

尼莫地平

尼莫地平（Nimodipine）属于二氢吡啶类钙通道阻滞药，化学结构如下：

$$(CH_3)_2HCOOC \begin{matrix} & & NO_2 \\ & H & \\ & & \end{matrix} COO(CH_2)_2OCH_3$$
$$H_3C \quad \underset{H}{N} \quad CH_3$$

【其他名称】 尼莫同，硝苯吡酯，宝依恬，NIMOTOP。

【药理作用】 本药在适宜的剂量下选择性扩张脑血管，对外周血管几乎不影响。易透过血脑屏障进入脑组织，有效阻止 Ca^{2+} 进入细胞内，抑制平滑肌收缩，达到解除血管痉挛的目的，从而保护脑神经元，稳定其功能，增进脑灌流，改善脑供血，提高对缺氧的耐受力。能降低红细胞脆性和血液黏稠度，抑制血小板聚集，抗血栓形成。并可改善老年性脑损伤患者的记忆障碍，改善脑卒中后的认知功能。

【临床应用】 ①用于预防和治疗脑出血引起的脑血管痉挛所造成的脑组织缺血性损伤，急性脑血管病恢复期的血液循环改善。如蛛网膜下腔出血后的脑血管痉挛，及其所致的缺血性神经障碍，如高血压、偏头痛等。②用于缺血性神经元保护和血管性痴呆的治疗。③对突发性耳聋有一定疗效。

【不良反应】 最常见不良反应为血压下降、肝炎、皮肤刺痛、胃肠出血、血小板减少等。偶见一过性头晕、头痛、面色潮红、呕吐等。个别患者可出现碱性磷酸酶、乳酸脱氢酶和血糖升高。

【注意事项】 ①本药经 CYT3A4 代谢，CYT3A4 抑制剂合用可增加本药的血药浓度，药效增加，应注意。②本药慎与其他降压药合用，特别是缺血性脑卒中急性期更应慎重，以防止血压骤降而导致脑供血不足，加重脑缺血缺氧程度。如与普萘洛尔合用，可引起严重心肌梗死。③脑水肿、颅内压增高、严重心脏疾病、严重低血压患者慎用。严重肝功能障碍、心源性休克、心肌梗死急性期患者以及妊娠和哺乳期妇女禁用。

【制剂和用法】 片剂(胶囊剂):10mg,20mg,30mg。缓释片:60mg。缓释胶囊:60mg。注射剂:2mg(10ml),4mg(20ml),8mg(40ml),10mg(50ml),25mg(50ml),25mg(100ml)。治疗缺血性脑血管病,口服片剂,1次30～40mg,1日3次,缓释片,1次60mg,1日2次。连续服用1个月。治疗蛛网膜下腔出血所致的脑血管痉挛,口服片剂,1次40～60mg,1日2～3次,发病当日即可服用。缓释片,1次60mg,1日2次。连续服用3～4周。如需手术,术前停药,术后可继续服用。治疗老年性认知功能减退或血管性痴呆,口服片剂,1次40～60mg,1日2～3次,连续服用2个月。静脉滴注,治疗蛛网膜下腔出血,滴速为0.5μg/(kg·min),随时检测血压,病情稳定后改为口服,成人1次20～30mg,1日2次。

氟桂利嗪

氟桂利嗪(Flunarizine)为桂利嗪的二氟化衍生物,化学结构如下:

$$F-\underset{}{\underset{}{C_6H_4}}-CH(-C_6H_4-F)-N\underset{}{\bigcirc}N-CH_2-CH=CH-C_6H_5 \cdot 2HCl$$

【其他名称】 西比灵,氟桂嗪,斯比林,脑灵,弗瑞林。

【药理作用】 本药为选择性钙通道阻滞剂,可阻止Ca^{2+}进入血管平滑肌细胞,产生扩张血管作用,特别是对脑血管选择性较好,对基底动脉和颈内动脉作用明显,对心肌血管作用较差,对血压、心率影响小。对血管内皮细胞因缺氧引起的钙超负荷有防治作用,保护血管内皮细胞的完整性。可增加耳蜗内辐射小动脉的血流量,改善前庭器官微循环。可抑制处于缺氧状态的红细胞摄钙过多,降低细胞脆性,增加红细胞的变形能力,从而改善缺血缺氧区红细胞淤滞状态而改善微循环。并具有抗组胺和镇静作用。

【临床应用】 主要用于：①脑动脉缺血性疾病，如脑动脉硬化、短暂性脑缺血发作、脑血栓形成、脑栓塞和脑血管痉挛等。②由前庭刺激或脑缺血引起的头晕、耳鸣、眩晕等。③血管性偏头痛。④周围血管性疾病，如间歇性跛行、下肢静脉曲张、微循环障碍和踝关节水肿等。

【不良反应】 ①最常见的不良反应为嗜睡和疲惫感。②长期服用可出现抑郁症，女性患者较常见。③可引起锥体外系症状，多数在用药3周后出现，表现为不自主运动、下颌运动障碍、强直等。停药后可消失。④消化道反应有胃部烧灼感、胃纳亢进、进食量增加、体重增加等。⑤其他反应有皮疹、口干、肌肉酸痛、失眠、焦虑和溢乳等。

【注意事项】 ①因具有镇静作用，驾驶员和从事机器操作者慎用。②肝功能不全、血卟啉病患者慎用。③治疗眩晕时，应在控制症状后立即停药，初次治疗疗程在2个月内。治疗慢性眩晕时，症状在1个月内控制不佳者或突发性眩晕症2个月后症状未见改善者，视为对本药无反应，应停药。

【制剂和用法】 片剂：5mg。胶囊剂：5mg。滴丸：1.25mg。①脑动脉硬化、脑梗死恢复期：口服，每日5～10mg，1日1次，睡前服。②中枢性和外周性眩晕者、椎动脉供血不足者：口服，每日10～30mg，1日2～3次，2～8周为一个疗程。③特发性耳鸣：每次10mg，每晚1次，10日为一个疗程。④偏头痛：每日5～10mg，1日2次。⑤间歇性跛行：每日5～10mg，1日1～2次。

桂派齐特

桂派齐特(Cinepazide)为钙通道阻滞剂,化学结构如下:

【其他名称】 克林澳。

【药理作用】 为 Ca^{2+} 通道阻滞剂,通过阻止 Ca^{2+} 跨膜进入血管平滑肌细胞内,使血管平滑肌松弛,脑血管、冠状血管、外周血管扩张,从而缓解血管痉挛、降低血管阻力、增加血流量。同时,能抑制磷酸二酯酶,使 cAMP 数量增加,增强腺苷和 cAMP 的作用,降低氧耗。可提高红细胞的柔韧性和变形性,提高其通过细小血管的能力,降低血液的黏性,改善微循环。

【临床应用】 主要用于:①脑血管疾病:脑动脉硬化、一过性脑缺血发作、脑血栓形成、脑栓塞、脑出血后遗症和脑外伤后遗症等。②心血管疾病:冠心病、心绞痛等。③外周血管疾病:下肢动脉粥样硬化、血栓闭塞性脉管炎、动脉炎、雷诺氏病等。

【不良反应】 ①血液系统:粒细胞缺乏、白细胞减少、血小板减少等。如有发热、头痛、无力等症状出现时,应立即停止用药,并进行血液检查。②消化系统:腹泻、腹痛、便秘、胃痛、胃胀等胃肠功能紊乱症状。③神经系统:头痛、头晕、失眠、神经衰弱和嗜睡等。④其他反应:皮疹、瘙痒、AST、ALT 和 BUN 升高等。

【注意事项】 ①本药可引起粒细胞缺乏,用药期间应定期进行血液学检查,一旦发生,立即停药。②使用本药 2 周后,如未见效果,可停止使用。③儿童慎用,老年人使用时应减量。妊娠和哺乳期妇女慎用。对本药过敏、白细胞减少、脑内出血不能完全止血者禁用。

【制剂和用法】 注射剂:80mg(2ml)。成人,1 次 320mg,释于 10%葡萄糖溶液或 0.9%氯化钠溶液 500ml 中,静脉滴注,滴注速度为每小时 100ml,1 日 1 次。

二、自由基清除药

依达拉奉

依达拉奉(Edaravone)为脑保护剂(自由基清除剂),化学结构如下:

【其他名称】 必存,易达生,爱达拉酮,Radicut,Adaravone。

【药理作用】 依达拉奉为脑保护剂,能抑制黄嘌呤氧化酶和次黄嘌呤氧化酶,并能刺激前列环素的生成,减少炎症介质白三烯的生成,从而降低脑动脉栓塞和羟基自由基的浓度,抑制脂质过氧化,从而抑制脑细胞、血管内皮细胞、神经细胞的氧化损伤。N-乙酰门冬氨酸(N-acetylasparaginasum,NAA)是特异性的存活神经细胞的标志,脑梗塞发病初期含量急剧减少。脑梗塞急性期患者给予依达拉奉,可抑制梗塞周围局部脑血流量的减少,使发病后第 28 天脑中 NAA 含量明显升高,从而阻止脑水肿和脑梗塞的进展,缓解伴随的神经症状,抑制迟发性神经元死亡。

【临床应用】 用于改善急性脑梗死所致的神经症状、日常生活活动能力和功能障碍。

【不良反应】 常见不良反应为肝功能异常、皮疹、恶心、呕吐、腹泻、头痛和失眠等。严重不良反应为急性肾功能障碍、血小板减少、弥散性血管内凝血(DIC)等。因此,用药期间应注意检测肝功能、肾功能、血小板数量等。(注:根据 CIOMSⅢ分类估计的不良反应发生频率:很常见≥10%;常见 1%~10%;少见 0.1%~1%;罕见 0.01%~0.1%;非常罕见<0.01%)

【注意事项】 ①静脉滴注时避免漏于血管外。②本药禁止与含糖的输液、高能量输液、氨基酸制剂、抗癫痫药和坎利酸钾等配伍使用。③与第一代头孢、氨基苷类抗生素、哌拉西林等合用,易导致肾功能障碍加重。④轻、中度肝、肾功能障碍,心脏病患者和高龄患者(80岁以上)慎用。对本药过敏、重度肾功能衰竭患者、妊娠和哺乳期妇女禁用。

【制剂和用法】 注射剂:10mg(5ml),30mg(20ml)。静脉滴注,1次30mg,加入适量的生理盐水稀释后,30分钟内滴完,1日2次,14日为一个疗程。尽可能在发病24小时内开始给药。

三、抗血小板聚集药

奥扎格雷钠

奥扎格雷钠(Ozagrel sodium)的化学结构如下:

【其他名称】 橘善宝,丹奥,洲邦,丽邦,睛尔,化益通,西点龙澳,Cataclot,Domenan,Xanbon。

【药理作用】 为血栓素合成酶的抑制剂,能阻碍 PGH_2 生成血栓素 $A_2(TXA_2)$,促进前列环素的生成,改善 TXA_2 与 PGI_2 的平衡异常,从而产生抑制血小板的聚集和扩张血管作用。并能抑制大脑血管痉挛,增加大脑血流量,改善大脑内微循环障碍和能量代谢异常,从而改善蛛网膜下腔出血手术后患者大脑局部缺血症状和脑血栓患者(急性期)的运动失调。

【临床应用】 主要用于缺血性脑卒中急性期、急性血栓性脑梗死、脑梗死所伴随的运动障碍、蛛网膜下腔出血手术后的脑血管痉挛收缩和伴随的脑缺血症状。

【不良反应】 主要有:①过敏性皮疹、荨麻疹、发热等。②消化系统可出现肝功能异常、恶心、呕吐、腹泻、食欲不振、血尿素氮升高等。③偶见室上性心律失常、血压下降、贫血等。④严重不良反应有出血性脑梗死、硬膜外血肿、消化道出血和皮下出血等。

【注意事项】 ①使用过程中如出现皮疹、室上性心律失常和血压下降等,应立即停药。②与抗凝药、抗血小板聚集药、溶栓药合用时,可增加出血倾向,应监测凝血时间。③儿童、妊娠和哺乳期妇女慎用。肝、肾功能不全、同时使用抗凝药和抗血小板聚集药者慎用。对本药过敏者、有出血倾向者、严重心、肺、肝、肾功能不全和高血压者禁用。

【制剂和用法】 注射剂:20mg(2ml),40mg(2ml)。奥扎格雷氯化钠(或葡萄糖)注射液:250ml(含奥扎格雷钠80mg)。①缺血性脑卒中急性期:每次40~80mg,溶于500ml 5％葡萄糖溶液中,连续静脉滴注,每日1~2次,1~2周为一个疗程。②蛛网膜下腔出血手术后的脑血管痉挛收缩和伴随的脑缺血症状:每次80mg,1日1次,溶于适量的滴注液中,24小时连续静脉滴注,可持续用药2周。

血塞通

血塞通药以三七总皂苷为原料精制而成,主要成分为人参皂苷 Rb_1、人参皂苷 Rg_1 和三七皂苷 R_1。

【药理作用】 具有活血祛瘀、通脉活络功能。能抑制血小板聚集,扩张脑血管,使脑血流量增加。并能降低机体耗氧量,提高机体对缺氧的耐受力。

【临床应用】 主要用于缺血性脑血管病、冠心病、心绞痛等。也可用于治疗视网膜血管阻塞、眼前房出血、青光眼;急性黄疸性肝炎、病毒性肝炎;外伤、软组织损伤及骨恢复期。中医用于中风偏瘫、淤血阻络、心脉淤阻和胸痹心痛等。

【不良反应】 常见有面色潮红、皮疹、轻微关节胀痛等。严重者可出现寒战、发热、胸闷、心悸、血尿、急性肾功能不全,甚至过敏性休克。

【注意事项】 ①本药应单独使用,禁与其他药物配伍使用。②用药期间勿从事高空作业及驾驶等危险工作。③连续使用本药不得超过15天。④输液速度不宜过快,用药时应密切观察用药反应,特别是开始30分钟。发现异常,立即停药,应采取积极救治措施。⑤老人、肝功能不全患者、孕妇及过敏体质者慎用。脑出血急性期患者,对本药、人参、三七过敏者禁用。

【制剂和用法】 片剂:50mg。胶囊剂:60mg。注射剂:100mg

(2ml)。冻干粉针剂:200mg。口服,1 次 50～100mg,1 日 3 次。肌内注射,1 次 100mg,1 日 1～2 次。静脉滴注,1 次 200～400mg,用 5％或 10％葡萄糖溶液 250～500ml 稀释后缓慢静脉滴注,1 日 1 次。静脉注射,1 次 200mg,以 25％～50％葡萄糖溶液 40～60ml 稀释后缓慢注射给药,1 日 1 次。15 日为一个疗程,停药 1～3 天后可进行第二个疗程。糖尿病患者可用 0.9％氯化钠注射液代替葡萄糖注射液稀释后使用。

四、其他药物

七叶皂苷钠

七叶皂苷钠(Sodium Aescinate)是从七叶树科植物天师栗(*Aesculus Wilsonii Rehd.*)的干燥成熟果实(娑罗子)中提取得到的皂苷钠盐,主要成分为七叶皂苷钠 A 和七叶皂苷钠 B,为一种含酯键的三萜皂苷,化学结构如下:

【其他名称】 麦通纳,欧开,艾辛可,Aescrine,Aescinum。

第一章 脑血管疾病用药

【药理作用】 ①可刺激垂体前叶和肾上腺皮质,提高血浆内ACTH和皮质类固醇(可的松)的浓度,从而产生消肿、抗炎、抗渗出的作用。②提高静脉张力,加快静脉血流,促进淋巴回流,改善血液循环和微循环。③促进血管壁分泌PGF2α,稳定血管内皮细胞,清除机体内自由基,具有保护血管壁的作用。④抑制NK-κB在损伤脑组织中的激活,从而抑制细胞色素C的释放,减轻缺血—再灌注损伤引起的细胞凋亡。

【临床应用】 ①用于各种原因引起的脑水肿、创伤或手术所致的肿胀。②用于静脉回流障碍、下肢静脉曲张、血栓性静脉炎、慢性静脉功能不全、下肢动脉阻塞性疾病、运动创伤造成的软组织血肿、水肿。③周围神经炎性疾病,如格林—巴利综合征、多发性神经炎等。

【不良反应】 最常见的不良反应有胃肠道反应、头晕、头痛、瘙痒等。常见严重不良反应有过敏反应(皮疹、疱疹、脱落性皮炎,甚至发生过敏性休克)、急性肾功能衰竭(多见于儿童)、肝功能不全(转氨酶升高)等。静脉给药可引起静脉损伤、疼痛、血栓性静脉炎等。

【注意事项】 ①本药只能静脉注射和滴注,禁用于动脉、肌内或皮下注射。②注射时宜选用较粗血管,切勿漏出血管外,如注射部位出现红、肿,用0.25%普鲁卡因封闭或热敷。③用药前后需检查肾功能。最大日剂量为20mg,更大剂量可引起急性肾功能衰竭。一旦出现肾功能受损,立即停药,并进行治疗。④与第一代、第二代头孢菌素、氨基苷类抗生素和环孢素等具有肾毒性的药物合用,可加重肾损害,或者导致急性肾衰竭,合用时应慎重。⑤肝功能不全、休克患者、血容量减少和严重脱水者、儿童、妊娠初期的3个月者慎用。对本药过敏、肾损伤、肾功能不全、Rh血型不合的妊娠者禁用。

【制剂和用法】 片剂:30mg。冻干注射剂:5mg,10mg,15mg。口服,1次30~60mg,1日2次,餐时或餐后服用,20日为一个疗程。静脉给药,1日5~10mg,溶于250ml溶液中静脉滴注;或5~10mg,溶于10~20ml 10%葡萄糖溶液或0.9%氯化钠溶液中,静脉注射。重症患者可多次给药,但1日总量不得超过20mg,疗程7~10日。

儿童3岁以下,按体重1日给药0.05～0.1mg/kg;3～10岁按体重1日给药0.1～0.2mg/kg。

长春西汀

长春西汀(Vinpocetine)为长春胺的衍生物,化学结构如下:

【其他名称】 卡兰,长春乙酯,康维脑,阿朴长春胺酸乙酯,Vipocem,Canlan,Cavinton。

【药理作用】 通过抑制磷酸二酯酶和增加血管平滑肌产生磷酸鸟苷,产生多种作用。①促进大脑新陈代谢:加强脑唯一能量来源——葡萄糖透过血脑屏障,将葡萄糖的代谢转换到更有利的有氧代谢通路,从而增加脑组织对葡萄糖和氧气的摄入与消耗,改善大脑的缺氧耐受力。能够增加脑中 cAMP、cGMP 的水平,提高脑中 ATP 的浓度和 ATP/AMP 比率,促进大脑中 NE 和 5-HT 的更新。②改善大脑微循环:可抑制血小板聚集,降低病理性血黏稠度升高;增加红细胞变形能力,抑制红细胞摄入腺苷;降低红细胞的氧亲和力,促进组织的氧运输。③选择性增加大脑血流量:可增加心排出量的脑部供应百分比,降低脑血管阻力而不影响体循环的参数(如血压、心排出量、脉搏、外周血管阻力等)。促进受损的低灌注局部缺血区域的血液供应。④神经保护作用:能够缓解兴奋性氨基酸诱发的细胞毒作用,抑制电压依赖的钠离子通道和钙离子通道,NMDA 和 AMPA 受体,增强腺苷的神经保护作用。

【临床应用】 ①用于改善脑梗死、脑出血后遗症和脑动脉硬化引起的各种症状,如记忆障碍、眩晕、头痛、失语、抑郁症等。②各种颅脑手术后脑功能的康复治疗。③用于各种眼底血液循环不良所致的视力障碍、听力障碍、耳鸣、前庭功能障碍等。

【不良反应】 常见不良反应为消化不良、恶心、头晕、头痛、焦虑、面色潮红、失眠、口干等。偶见一过性血压降低、粒细胞减少、皮疹、荨麻疹等过敏症状,及血清转氨酶、γ-GTP、尿素氮升高等。

【注意事项】 ①本药不可静脉注射或肌内注射,只能口服或静脉滴注。②未经稀释不可静脉使用,输液中长春西汀的含量不能超过0.06mg/ml,否则有溶血的可能。③不可用含氨基酸的输液稀释。④注射剂中含山梨醇(80mg/ml),糖尿病患者在治疗过程中应控制血糖水平,对果糖不耐受、1,6-二磷酸果糖酶缺乏患者避免使用。⑤本药与肝素不相溶,两者不能在同一注射器中混合,但可以现时进行抗凝治疗。⑥对本药过敏、颅内出血尚未完全控制、严重缺血性心脏病、严重心律失常患者以及妊娠、哺乳期妇女禁用。

【制剂和用法】 片剂:5mg。注射剂:20mg(2ml)。长春西汀葡萄糖注射液:100ml(含长春西汀 10mg),200ml(含长春西汀 10mg),250ml(含长春西汀 10mg)。口服,1 次 5~10mg,1 日 3 次,餐时服用。静脉滴注,起始量为每日 20mg,1 日 1 次,以后根据病情可增加至每日 30mg,1 日 1 次。

第二章 改善脑代谢和老年痴呆用药

老年期痴呆(senile dementia)是老年人发生痴呆的统称,其中最常见的是阿尔茨海默病,占50%以上,其次是血管性痴呆,占20%～30%,此外还有额颞痴呆、路易体痴呆等。

阿尔茨海默病(Alzheimer disease,AD)是以进行性认知功能障碍和行为损害为特征的中枢神经系统变性疾病。在我国又称为老年性痴呆,易发生于老年和老年前期,60岁以上老年人中患病率约为5%。特征性病理表现为以 β-淀粉样肽沉积(Aβ)为核心的老年斑,以过度磷酸化 tau 蛋白为主要成分的神经原纤维缠结,以胆碱能神经元变性和死亡为主的神经元丢失和特定区域的脑萎缩。此外,神经炎症、氧化应激、钙超载、线粒体缺陷、能量代谢障碍、神经营养因子减少、雌激素水平下降、高胆固醇血症和慢性脑缺血等因素也与AD发病有关。由于病因尚不清楚,发病机制复杂,临床治疗一直是一个难题。目前治疗 AD 的药物包括:①胆碱酯酶抑制药:如利斯的明、石杉碱甲等,可延缓突触间隙 ACh 的降解,提高 ACh 含量,改善轻、中度 AD 的认知损害症状。但不能解决胆碱能神经元变性、死亡等问题,仍属于对症治疗。②NMDA 受体拮抗剂:如金刚烷胺等,可抑制钙超载,减少神经元死亡,用于治疗中、重度 AD。

血管性痴呆(vascular dementia,VD)是在脑血管病的基础上发生的认知功能障碍,根据血管病的特点和部位,分为多发性梗死性痴呆、关键部位梗死性痴呆和小血管病性痴呆(其中 Binswanger 病是最常见的小血管病性痴呆的类型)。相对于 AD 而言,VD 的病程表现为波动性、阶梯式进展,且进展较快。临床上主要治疗药物是脑循环改善剂,如双氢麦角碱、尼莫地平和银杏叶提取物等。

脑代谢药主要用于治疗脑创伤、脑血管意外引起的功能损伤,其中有些药物也可以治疗老年期痴呆。主要药物有：①吡咯烷酮类脑代谢激活药：吡拉西坦、奥拉西坦等。②增强脑内氧、葡萄糖或能量代谢药：阿米三嗪/萝巴新。③神经细胞生长的补充药：主要是小分子的氨基酸、小分子肽、胆碱等，如神经节苷脂、蛋白水解物和小牛血去蛋白提取物等。

一、改善脑代谢药

吡拉西坦

吡拉西坦（piracetam），又名脑复康，属于吡咯烷酮类药物，化学结构如下：

$$\text{（环状结构）CH}_2-\text{CO}-\text{NH}_2$$

【其他名称】 脑复康，吡乙酰胺，乙酰胺吡咯环酮，酰胺吡酮，吡咯醋酰胺。

【药理作用】 本药为中枢递质γ-氨基丁酯的环化衍生物，通过激活腺苷酸激酶，促进脑内 ADP 转化为 ATP，提高脑组织对葡萄糖和能量的利用率，产生激活、保护和修复大脑神经细胞的作用。

【临床应用】 临床用于脑外伤后遗症、慢性酒精中毒、由衰老、脑血管病、一氧化碳中毒等引起的记忆障碍等。亦可用于儿童发育迟缓。

【不良反应】 常见不良反应有恶心、腹部不适、腹胀、腹痛等，其次为头痛、头晕、失眠、兴奋、易激动等，偶见肝功能损害、转氨酶升高。肝肾功能障碍者慎用。

【注意事项】 ①本药引起的头痛，可通过服用胆碱能活性药物来缓解。②避免突然停药。③老年人、大多数外科手术后者，有严重出血倾向及肝肾功能不全者慎用。④哺乳期妇女慎用。⑤对本药过敏、妊娠期妇女、新生儿禁用。

【制剂和用法】 片剂：200mg，400mg。成人：一次口服 800mg，

1日3次;重症可增至一次1.6g,1日3次。儿童1日40mg/kg,3~6周为一个疗程。

吡硫醇

吡硫醇(Pyritinol)为吡多醇(维生素 B_6)的类似物,化学结构如下:

$$\text{结构式} \cdot 2HCl \cdot H_2O$$

【其他名称】 脑复新,二盐酸吡硫醇,联硫吡多醇,Pyrithioxine。

【药理作用】 本药是维生素 B_6 的衍生物,为脑代谢改善药,能促进脑细胞对葡萄糖的摄取,提高脑细胞能量代谢,增加脑血流量。改进氨基酸的代谢,影响某些神经递质的合成。对边缘系统和网状结构有刺激作用,表现为增强记忆、集中注意力、改善学习和认识功能。

【临床应用】 主要用于脑震荡综合征、脑外伤后遗症、脑炎和脑膜炎后遗症等引起的头晕、胀痛、记忆力减退、注意力不集中、情绪变化等症状。也用于脑动脉硬化、老年痴呆的治疗。

【不良反应】 不良反应少且轻,偶有皮疹、恶心等。注射部位可出现静脉炎、疼痛等。停药后可消失。

【注意事项】 ①静滴时速度不能过快,不能静脉快速推注。②本药易单独使用,不宜与其他药物配合使用,尤其是氯化钾和碱性药物。③肝功能不全、糖尿病患者,妊娠和哺乳期妇女慎用。

【制剂和用法】 片剂:100mg,200mg。胶囊剂:100mg。注射剂:100mg(1ml),200mg(2ml)。盐酸吡硫醇葡萄糖注射液:250ml(含吡硫醇200mg,葡萄糖5g)。口服,成人,每次100~200mg,1日3次。小儿,每次 50~100mg,1 日 3 次。静脉滴注,每次 200~400mg,用 250ml 静脉滴注液稀释后用,1 日 1 次。

第二章 改善脑代谢和老年痴呆用药

藻酸双酯钠

藻酸双酯钠(Alginic sodium diester)来自海洋生物,为酸性多糖类药物。

【其他名称】 多糖硫酸酯,破栓开塞,PSS,Paskins,Polysaccharide Sulfate。

【药理作用】 本药具有肝素样生理活性,可使凝血酶失活,其抗凝血效力相当于肝素的1/3~1/2。能阻抗红细胞之间、红细胞与血管壁之间的黏附,改善血液流变学。具有明显的降血脂作用,可降低血浆中胆固醇、甘油三酯、LDL、VLDL水平,升高HDL水平,抑制动脉粥样硬化的发生和发展。并具有降低血液黏度、扩张血管、改善微循环的作用,抑制动静脉内血栓的形成。还具有降血糖和降血压等多种作用。

【临床应用】 主要用于治疗缺血性脑血管疾病,如脑血栓、脑栓塞、短暂性脑缺血发作等。也用于治疗高脂蛋白血症、冠心病、弥散性血管内凝血、慢性肾小球肾炎及出血热等。

【不良反应】 主要有发热、白细胞和血小板减少、血压降低、肝功能和心电图异常、子宫或结合膜下出血、过敏反应、心痛、心悸、烦躁、乏力和嗜睡等。

【注意事项】 ①本药禁止肌内注射和静脉推注。②低血压、低血容量、血小板减少者慎用,妊娠和哺乳期妇女慎用。③有出血病史、血友病、脑溢血和严重肝肾功能不全者禁用。

【制剂和用法】 片剂:50mg。注射剂:100mg(2ml)。口服,1次50~100mg,1日3次。静脉滴注,每次1~3mg/kg,溶于5%葡萄糖溶液中,缓慢滴注,1日1次,10~14日为一个疗程。

阿米三嗪/萝巴新

阿米三嗪/萝巴新（almitrine/raubasine），又名都可喜（Duxil），为一种复方制剂，化学结构如下：

阿米三嗪

萝巴新

【其他名称】 都可喜，福利衡，Duxil。

【药理作用】 阿米三嗪作用于颈动脉体化学感受器，反射性兴奋呼吸，从而增强肺泡和毛细血管的气体交换，增加大脑动脉血氧分压和血氧饱和度。萝巴新可增强大脑细胞线粒体对氧的利用，提高阿米三嗪的作用强度和维持时间。两药合用可促进大脑氧的供应和利用，从而产生改善脑代谢和微循环的作用。

【临床应用】 临床用于治疗亚急性或慢性脑功能不全，如记忆下降，缺血性听觉、前庭功能、视觉障碍；脑血管意外后的脑功能恢复等。

【不良反应】 极少数患者可有恶心、呕吐、头晕等。过量可引起心悸、低血压、呼吸急促等。

【注意事项】 ①服药后可出现嗜睡和头晕,应避免驾驶和操作机械。②可能伴有体重减轻,无法解释的体重减轻超过5%,应停止用药。③长期治疗可引起周围神经病变,患有周围神经病变的患者应慎用。④妊娠和哺乳期妇女慎用。⑤对本药过敏、严重肝功能不全者禁用。

【制剂和用法】 片剂:每片含阿米三嗪30mg,萝巴新10mg。口服,每次1片,1日2次(早、晚各服1次)。维持量,1日1次,每次1片,餐后服用。

胞磷胆碱

胞磷胆碱(Citicoline),又名胞二磷胆碱(Cytidine Diphosphate Choline,CDPC),化学结构如下:

【其他名称】 尼可林,思考林,欣可来。

【药理作用】 本药为机体的正常成分,分子中含有胆碱和胞嘧啶。在体内使胆碱与甘油二酯结合,促进卵磷脂的生物合成,产生改善脑组织代谢、促进大脑功能恢复的作用。此外,还具有改变脑血管阻力,增加脑血流量而改善脑循环的作用;增强脑干网状结构上行激活系统,增强锥体系统功能,改善运动麻痹的功能。

【临床应用】 临床用于急性颅脑外伤、脑手术所致的意识障碍、脑卒中所致偏瘫等。也可用于耳鸣、神经性耳聋的治疗。

【不良反应】 偶有一过性血压下降、失眠、兴奋及给药后发热等,停用后即可消失。

【注意事项】 ①尽量少用肌内注射,特别是不宜在同一部位反复注射。当注射时出现剧痛,应立即拔出,更换部位。②静脉给药时,速度要尽量缓慢。③用药过程中患者如出现胸闷、血压下降、呼吸困难等反应,应立即停药。④对脑梗死急性期意识障碍者,应在脑卒中发作后 2 周内给药。⑤若颅内出血仍然存在,应避免给予大剂量(1 次大于 500mg),因其可加大脑血流量。可给予较小剂量,1 次 100~200mg,1 日 2~3 次。

【制剂和用法】 注射剂:100mg/2ml,200mg/2ml,250mg/2ml,500mg/10ml。静脉注射,溶于 5%~20% 葡萄糖溶液中滴注,1 日 200~600mg,5~10 日为一疗程。单纯静脉注射,1 次 100~200mg。肌内注射,1 日 100~200mg。

小牛血去蛋白提取物

小牛血去蛋白提取物(Deproteinized galf blood extractives)是用新鲜小牛血或血清经去蛋白、浓缩、超滤或透析等工艺制得的含有无机物及小分子有机物(低分子肽、核酸衍生物)的无菌水溶液。

【其他名称】 爱维治,奥德金,菲克维兹,丽珠定乐,欧瑞,素高捷疗。

【药理作用】 能改善氧和葡萄糖的吸收和利用(不依赖于胰岛素),从而提高 ATP 的周转,为细胞提供较高的能量。在脑功能降低(低血氧)和能量需求增加(修复、再生)等情况下,可增进与能量有关的功能代谢,保持细胞功能,增加供血量。在外周组织中可起到改善微循环、提高组织细胞再生修复能力、增强受损组织细胞对能量的利用的作用,因此,使胶原纤维重组,减少或避免瘢痕的形成。在眼和口腔部位外用时,由于黏性凝胶或唾液的作用,可在角膜和口腔黏膜部位形成均匀而持久的保护膜,以利于药物在局部产生疗效。

【临床应用】 ①用于脑卒中、脑外伤、周围血管病及腿部溃疡等。②用于皮移植术、烧伤、烫伤、糜烂、创伤、褥疮等伤口愈合。③用于放射引起的皮肤、黏膜损伤。④各种原因引起的角膜溃疡、损伤,酸或碱引起的角膜灼伤,神经麻痹性角膜炎,角膜和结膜变性等。

【不良反应】 偶见过敏反应,如荨麻疹、皮肤潮红、药热和休克等。较大剂量可引起胃部不适。外用时可出现局部刺痛或灼热感。

【注意事项】 ①输液不宜与其他药物配伍,应单独应用。②肌内注射时要缓慢,第一次不超过5ml。静脉滴注时,滴速应小于每分钟2ml。③外用于皮肤创口、创面时,出现分泌物增多,应酌情增加更换敷料的次数,务必保证患处的清洁干燥,防止感染的发生。患处上皮形成后,可再继续用药2~3周,以巩固疗效,保持并促进新生组织的形成。④眼凝胶制剂无抗细菌、真菌、病毒、衣原体等作用,在使用本药时应针对病因联合使用抗生素、抗真菌药或抗病毒药等。⑤屈光度在−6.00以上的深度近视患者,在接受非穿透性放射状角膜切开术后,应慎用本药眼膏,防止由于应用本药后造成伤口愈合过快而降低手术矫正视力的效果。⑥如发生过敏反应,立即停药,并给予相应治疗。⑦妊娠及哺乳期妇女慎用。对本药过敏、严重肾功能不全者禁用。

【制剂和用法】 片剂:200mg。注射剂:80mg(2ml),200mg(5ml),400mg(10ml)。软膏剂:10%(20g:2.0g)。眼凝胶剂:20%(5g:1.0g)。口腔膏剂:5%(5g:0.25g)。口服,1次1~2片,1日3次,整片吞服,4~6周为一个疗程。静脉注射或肌内缓慢注射,初期每日10~20ml,进一步治疗剂量为每日5ml。静脉滴注:10~50ml加入静脉注射液250ml中滴注。

眼科外用,滴于眼部患处,每次1滴,1日3~4次,或视病情确定给药次数。口腔外用,涂抹于患处,1日3~5次,其中在睡前使用1次。皮肤外用,在保证创口或创面清洁的情况下使用。轻者,1日1次涂于创面;重者,1日2~6次,或视病情增加给药次数。

脑蛋白水解物

脑蛋白水解物(Cerebroprotein hydrolysate,Cerebrolysin)是用猪脑蛋白经酶水解所得到的器官特异性氨基酸和多肽复合物制剂,与内源性物质相同或相似。用于注射或滴注的溶液中不含蛋白、脂肪和其他抗原性物质。

【其他名称】 施普善,脑活素,丽珠赛乐,优尼泰,舒瑞泰,菲锐,必瑞克,爱维通素,Cerebroprotin hydrolysate。

【药理作用】 可透过血脑屏障,进入神经细胞,通过多种方式作用于中枢神经,调节和改善神经元的代谢,促进突触的形成,诱导神经元的分化,并进一步保护神经细胞免受各种缺血和神经毒素的损害。①促进神经细胞蛋白质合成,活化呼吸链,增加脑组织的抗缺氧能力,改善脑能量代谢,改善记忆。②激活腺苷酸环化酶和催化其他激素系统。③提供神经递质、肽类及辅酶前体。

【临床应用】 用于注意和记忆障碍的器质性脑病性综合征、原发性痴呆(如 AD)、血管性痴呆(如多发梗死性痴呆)和混合性痴呆的治疗。也用于脑卒中、颅脑手术后的脑功能恢复,脑挫伤或脑震荡后遗症、脑血管代偿功能障碍、神经衰弱或衰竭症状等。

【不良反应】 ①偶见过敏反应,表现为局部皮肤发红、瘙痒和灼热感、发热、寒战、转氨酶升高、过敏性皮疹、轻度背痛、气短、颤抖及休克等。②极个别患者发生胃肠道反应,表现为食欲差、消化不良、腹泻、便秘、恶心和呕吐。③本药偶尔伴随产生紧张、失眠、行为过度或惊厥等激动作用。④注射给药速度过快可引起中等程度的发热、眩晕,个别患者发生心悸或心律失常。

【注意事项】 ①使用过程中如患者出现过敏反应,需立即停药,并采取抢救措施。②本药不能与平衡氨基酸注射液在同一输液瓶中输注。③老年人使用本药时如发生排尿量过多,且 2~3 日内不能自行缓解时应停止使用。④与抗抑郁药同服,可导致精神紧张,建议减少后者剂量。与单胺氧化酶抑制剂合用,可产生药效相加作用。与胞磷胆碱、复方丹参、维生素 B_{12} 等合用,具有协同作用。⑤对本药过敏、癫痫持续状态及在发作间歇期、严重肾功能不全者禁用。妊娠及哺乳期妇女禁用。

【制剂和用法】 注射剂:1ml,2ml,5ml,10ml。每毫升含 215.2mg 猪脑蛋白水解物,或 1ml 相当于脑蛋白 1g 的含氮物质。成人,10~30ml 用 5%葡萄糖溶液或生理盐水 250ml 稀释后缓慢滴注,60~120 分钟滴完,每日 1 次,10~20 日为一个疗程,或依据病情而定。较轻病例或经大剂量治疗后为保持疗效者,可肌内、皮下注射和静注给药,每次1～5ml;皮下注射每次不超过2ml,肌内注射每次不超过5ml,静脉注射每次不超过10ml。应用10～20次,以后每周2～3次,可重复几个疗程,直到临床表现不再改善为止。儿童通常用药每日1～2ml,或根据病情进行调整。

单唾液酸四己糖神经节苷脂

单唾液酸四己糖神经节苷脂(Monosialotetrahexosyl ganglioside)是从猪脑中提取制得的一种复合糖脂,存在于哺乳动物细胞,特别是神经元细胞膜中,是神经细胞膜的天然组成部分。化学结构如下:

【其他名称】 施捷因,申捷,博司捷,奥苷,翔能,GM-1。

【药理作用】 可透过血脑屏障,与神经组织有较大的亲和力,与神经细胞膜产生稳定性结合,引起膜功能改变,促进神经修复。①促进神经重塑(neuoplasticity),包括神经细胞的存活、轴突生长和突触生成等,提高神经细胞的存活率。改善神经传导速度,促进脑电活动恢复。②维持细胞膜上 Na^+、K^+-ATP酶和 Ca^{2+}、Mg^{2+}-ATP酶的活性,从而减轻脑水肿,维持细胞内外离子平衡,防止细胞内 Ca^{2+} 聚集。③对损伤后神经继发性退化有保护作用,对脑血流动力参数的改善和损伤后脑水肿的减轻有良好的影响。④可改善帕金森病所致的行为障碍。

【临床应用】 用于脑脊髓创伤、脑血管意外等中枢神经系统损伤,也可用于帕金森病的治疗。

【不良反应】 不良反应少见,少数患者出现过敏反应,表现为皮疹样反应。

【注意事项】 ①使用过程中如患者出现过敏反应,建议停止使用本药。②对妊娠、哺乳期妇女和儿童的安全性、有效性尚不明确,不推荐使用。③轻、中度肝肾功能不全者慎用。对本药过敏、遗传性糖脂代谢异常(神经节苷脂累积病)、严重肝肾功能不全者禁用。

【制剂和用法】 注射剂:20mg(2ml),100mg(5ml)。粉针剂:40mg,100mg。每日20～40mg,1次或分次肌内注射或缓慢静脉滴注。急性期:每日100mg,静脉滴注。2～3周后改为维持量,每日20～40mg,一般6周。对于帕金森病,首剂量为500～1000mg,静脉滴注;第2日起,每日200mg,皮下、肌内注射或静脉滴注,一般用至18周。

法舒地尔

法舒地尔(Fasudil)的化学结构如下:

【其他名称】 川威。

【药理作用】 本药通过抑制平滑肌收缩最终阶段的肌球蛋白自轻链磷酸化,产生血管扩张作用。并可抑制钙离子导致的血管收缩(但不降低细胞内的钙离子浓度)。用药后可使脑血管扩张、脑血流得到改善,增加脑内葡萄糖的利用率等。

【临床应用】 主要用于改善和预防蛛网膜下腔出血术后的脑血管痉挛及其引起的脑缺血症状。

【不良反应】 ①有时会导致颅内出血、肺出血、鼻出血、皮下出血和消化道出血等,应注意观察。②血液循环系统可出现低血压、贫血、白细胞减少、血小板减少、颜面潮红等。③其他反应有腹胀、恶心、呕吐、发热、头痛、意识水平低、肝肾功能异常等。

【注意事项】 ①本药只能静脉滴注,不可采用其他给药途径。本药使用时间为2周,不可长期使用。③肝肾功能障碍、严重意识障碍、70岁以上高龄患者、儿童、妊娠和哺乳期妇女慎用。③颅内出血、低血压、术中对出血的动脉瘤未能进行充分止血处置的患者禁用。

【制剂和用法】 注射剂:30mg(2ml)。成人,每次30mg,1日2～3次,以50～100ml 0.9％氯化钠溶液或5％葡萄糖溶液稀释后,静脉滴注,每次滴注的时间为30分钟。应在蛛网膜下腔出血术后早期开始使用,连续应用2周。

西洛他唑

西洛他唑(Cilosazol)的化学结构如下:

【其他名称】 Pletaal。

【药理作用】 抑制血小板和平滑肌上磷酸二酯酶(PDEⅢ)的活性,减少cAMP的降解,升高血管内cAMP的水平,从而发挥抑制血小板和扩张血管的作用。具有可逆性抑制凝血酶、ADP、胶原、花生四烯酸、肾上腺素等引起的血小板聚集作用。

【临床应用】 主要用于改善慢性动脉硬化性闭塞症引起的慢性溃疡、疼痛、冷感和间歇性跛行等缺血症状。

【不良反应】 ①主要不良反应为头痛、头晕、心悸,个别患者出现血压偏高等。②其次为腹胀、恶心、呕吐、胃不适、腹痛等消化道反应。③其他反应有肝功能异常、尿频、皮疹、皮下出血、消化道出血、血尿、眼底出血等。

【注意事项】 ①口服抗凝药、抗血小板药,严重肝肾功能不全者、白细胞减少者慎用。②本药可升高血压,服药期间应加强原抗高血压的治疗。③儿童慎用,妊娠和哺乳期妇女禁用。对本药过敏、严重充血性心力衰竭和有出血疾病者(血友病、上消化道出血、咳血)禁用。

【制剂和用法】 片剂:50mg。口服,成人,1次,50～100mg,1日2次。可根据患者病情和反应适当增减。

巴氯芬

巴氯芬(Baclofen)是 γ-氨基丁酸(GABA)的衍生物,化学结构如下:

【药理作用】 本药是 GABA 的衍生物,通过激动脊髓的 GABA β受体,使兴奋性氨基酸如谷氨酸、门冬氨酸的释放受到抑制,从而抑制单突触和多突触反射在脊髓的传递,起到骨骼肌松弛(解痉)、镇静作用。

【临床应用】 主要用于缓解由下列疾病引起的骨骼肌痉挛:①脑血管病、脑性瘫痪、脑膜炎和颅脑外伤。②多发性硬化、脊髓空洞症、横贯性脊髓炎、脊髓外伤和运动神经元病等。

【不良反应】 主要在治疗开始、剂量过大、剂量增加过快时发生,一般为轻微的暂时性症状。①中枢神经系统有:日间镇静、嗜睡和恶心等,偶尔出现口干、呼吸抑制、头晕、无力、精神错乱、眩晕、呕吐、头痛和失眠等。②神经精神系统表现有:欣快、抑郁、感觉异常、肌痛、肌无力、共济失调、震颤、眼球颤动、调节紊乱、幻觉和恶梦等。③其他反应有:便秘、腹泻、低血压、心功能降低、排尿困难、多汗、皮疹、肝功能损害等。

【注意事项】 ①本药具有镇静作用,驾驶员和从事机器操作的患者应注意。②与酒精合用可增加其镇静作用,应慎重应用。③停

第二章 改善脑代谢和老年痴呆用药

药时应逐渐减量,以防止发生"停药反跳"现象。④与降压药合用可使降压作用增强,应调整降压药的剂量。⑤妊娠和哺乳期妇女慎用。溃疡病、肝肾功能不全患者慎用。⑥对本药过敏者、癫痫、帕金森病、风湿性疾病引起的骨骼肌痉挛患者禁用。

【制剂和用法】 片剂:10mg。口服,成人,初始剂量为5mg,1日3次,逐渐增加剂量,每隔3天增服5mg,直到所需剂量。对本药敏感患者,剂量递增应缓慢。常规剂量为每日30～75mg,根据病情可达每日100～120mg。儿童,每日剂量为0.75～2mg/kg。对10岁以上儿童,每日最大剂量可达2.5mg/kg。通常治疗开始时每次2.5mg,1日4次,每隔3天小心增加剂量,直至达到儿童个体需要剂量。每日维持治疗量为:12个月～2岁儿童:10～20mg。2～6岁儿童:30～60mg。6～10岁儿童:30～60mg(最大剂量为70mg)。

银杏叶提取物

银杏叶提取物(Ginkgo biloba leaf extract)制剂含有24%的黄酮苷和6%的萜烯。黄酮苷主要是山奈酚和槲皮素的葡萄糖鼠李糖苷,萜烯主要包括3.1%的银杏内酯和2.9%白果内酯。

【其他名称】 天保宁,达纳康,金纳多,银可络,舒血宁。

【药理作用】 具有扩张脑血管和冠状动脉的作用,能改善微循环,促进心、脑组织代谢,对神经细胞起到保护作用。能拮抗血小板活化因子(PAF),抑制血小板聚集,改善血液流变学。能清除自由基和抑制细胞膜脂质过氧化。

【临床应用】 主要用于脑部、外周血管和冠状血管障碍的患者,包括脑卒中、痴呆症、急慢性脑功能不全及其后遗症。阿尔茨海默病、血管性痴呆及混合性痴呆等患者应用本药后,智力可有所提高,但对明显痴呆者疗效不佳。

【不良反应】 不良反应较少,极少数患者应用后可出现胃肠道不适、头晕、头痛、血压降低等。偶见过敏性皮炎、过敏性紫癜、急性荨麻疹等,也可出现胸闷、心悸、喉头水肿、呼吸困难等过敏性休克症状。

【注意事项】 ①本药为纯中药制剂,当药液出现浑浊、沉淀、变色、漏气等现象时不能再用。②本药应单独使用,禁与其他药物配伍使用。③静滴速度不宜过快,用药过程中应密切观察用药反应,特别是开始 30 分钟。发现患者出现异常反应,需立即停药,采取积极救治措施。④孕妇、过敏体质者及心力衰竭者慎用。老人、肝功能不全、对乙醇过敏者和初次使用中药注射剂的患者慎用。⑤对银杏、银杏叶提取物过敏者禁用。⑥本药不同厂家说明书所列的剂量并不一致,主要成分的配比也不同,使用前需要认真阅读药物说明书,根据说明书使用药物。

【制剂和用法】 片剂:40mg。注射剂:①舒血宁注射剂:每支 2ml,含银杏叶提取物 7.0mg(其中含黄酮苷 1.68mg,银杏内酯 0.28mg)。每支 5ml(含黄酮苷 4.2mg,银杏内酯 0.30mg)。肌内注射,1 次 10ml,1 日 1~2 次。静脉滴注,1 日 20ml,用 5% 葡萄糖注射液 250ml 或 500ml 稀释后使用。②金纳多注射剂:每支 5ml,含银杏叶提取物 17.5mg(其中含黄酮苷 1.68mg,银杏内酯 0.28mg)。

银杏叶分散片:0.32g(含总黄酮苷 19.2mg,银杏内酯 4.8mg)。口服,1 次 1 片,1 日 3 次。

二维三七桂利嗪胶囊

二维三七桂利嗪胶囊(Divitamins notoginseng and cinnarizine capsules)为复方制剂,含有维生素 B_6、维生素 E、三七皂苷和桂利嗪。

【药理作用】 维生素 B_6 是转氨酶、脱羧酶和消旋酶的辅酶,参与机体许多代谢过程。维生素 E 具有抗氧化作用,阻止生物膜和其他细胞结构的多价饱和脂肪酸免受自由基损伤;保护红细胞免于溶血;保护神经与肌肉免受氧自由基损伤,维持神经、肌肉的正常发育和功能;维持毛细血管的正常通透性,增加血流量,抑制血小板聚集,并能修复血管壁损伤后的瘢痕。三七皂苷具有扩张冠状动脉、减慢心率、减少心肌耗氧、降低血压、抑制血小板聚集、抗炎、止血和耐缺氧等作用。桂利嗪属于钙通道阻滞药,能扩张血管,改善脑和冠状动脉循环,特别是对脑血管具有一定的选择性作用。并能抑制磷酸二酯酶,阻止 cAMP 分解成无活性的 5-AMP,从而增加细胞内的 cAMP 浓度,抑制组胺、5-HT 和缓激肽等多种生物活性物质的释放。

【临床应用】 主要用于缺血性脑血管病及其后遗症。

【不良反应】 主要有口干、头晕、嗜睡、疲惫、胃部不适等。继续用药或减量,症状可自行消失。偶见抑郁和锥体外系反应。

【注意事项】 ①高空作业、驾驶和有出血倾向者慎用。②长期应用出现锥体外系反应时,应当减量或停药。③服药期间如出现疲惫症状逐渐加重,应当减量或停药。④患有帕金森病等锥体外系疾病时,应慎用本药。⑤对本药过敏、有抑郁病史、妊娠和哺乳期妇女禁用。

【制剂和用法】 胶囊剂:1 粒胶囊含维生素 B_6 10mg、维生素 E 15mg、三七皂苷 60mg 和桂利嗪 30mg。口服,成人,1 次 1 粒,1 日 1 次。

双氢麦角毒碱

双氢麦角毒碱(Dihydroergotoxine)为其甲磺酸的复合物,由等量的甲磺酸双氢麦角高碱、甲磺酸双氢麦角克碱和甲磺酸双氢麦角开碱(甲磺酸双氢-α-麦角开碱和甲磺酸双氢-β-麦角开碱)组成,化学结构如下:

【其他名称】 双氢麦角碱,海特琴,期托芬,弟哥静,Hydergine。

【药理作用】 为 α-肾上腺素受体拮抗药,能够扩张外周血管和脑内血管,降低血管阻力,从而改善脑组织血液循环。对中枢神经系统突触后膜的 5-HT、多巴胺受体具有激动作用,并增强 5-HT、多巴胺的释放,从而改善脑内神经传递功能。

【临床应用】 ①用于改善与老年化有关的精神退化症状和体

症,如轻度认识功能障碍、老年性痴呆等。②脑供血不足、脑动脉硬化、脑梗死后遗症等。③血管性头痛。④外周血管病,如雷诺综合征、血栓闭塞性脉管炎、糖尿病性外周血管病。

【不良反应】 主要有恶心、呕吐、消化道不适、体位性低血压、心动过缓等。长期大量服用本药可引起结缔组织纤维化,并伴有背部疼痛和下尿路梗阻症状等。

【注意事项】 ①本药不能与多巴胺类药物同时应用,否则易引起周围血管痉挛,特别是肢体远端血管收缩。②为避免体位性低血压,建议注射后卧床1.5小时左右。③因具有明显的首过消除,建议舌下含服。静脉给药速度要慢,防止血压骤然降低。④心率稍慢、轻中度肝功能不全者慎用。妊娠和哺乳期妇女慎用。⑤对本药过敏、严重心脏病患者,特别是伴有心动过缓者禁用。

【制剂和用法】 片剂:1mg,1.5mg。注射剂:0.3mg(1ml)。口服,1次1~2mg,1日3次,12周为一个疗程,建议舌下含化。肌内注射或皮下注射,1次0.15~0.3mg,1日1~2次。静脉滴注,1次0.3mg,溶于250~500ml静脉滴注液中,1日1~2次。

二、中枢兴奋药

中枢兴奋药是指能选择性兴奋中枢神经系统,从而提高其功能活动的一类药物。当中枢神经处于抑制、功能低下、紊乱的状态时使用此类药物。这些药物主要作用于大脑皮层、延脑、脊髓,具有一定的选择性,包括苏醒药、精神兴奋药和大脑复健药。

甲氯酚酯

甲氯酚酯(Meclofenoxate)的化学结构如下:

【药理作用】 具有促进脑细胞的氧化还原反应,增加对糖类的利用,并能调节细胞代谢。对中枢神经系统抑制的患者,可产生兴奋作用。

【临床应用】 主要用于脑外伤性昏迷、新生儿缺氧症、儿童遗尿症、意识障碍、老年性精神病、酒精中毒和某些中枢和周围神经症状。

【不良反应】 主要有胃部不适、兴奋、失眠、倦怠、头痛等;过量发生中毒时,表现为焦虑不安、活动增多、共济失调、惊厥,也可引起心悸、心率加快、血压升高等。

【注意事项】 ①使用本药出现中毒症状时,应用5％葡萄糖氯化钠注射液静脉滴注,并给予相应的对症治疗及支持疗法。②高血压患者慎用。运动员慎用本药。精神过度兴奋、锥体外系症状患者及对本药过敏者禁用。

【制剂和用法】 胶囊剂:100mg。注射剂:100mg,500mg。①口服,成人,1次100～300mg,1日300～900mg,最大日剂量为1.5g。儿童,1次100mg,1日3次。②肌内注射或静脉注射,成人,1次250mg,1日1～3次。成人昏迷状态时,1次250mg,每2小时1次。临床使用前溶解于注射用水或5％葡萄糖溶液250～500ml中供静脉滴注。新生儿可注入脐静脉。小儿,1次60～100mg,1日2次。新生儿缺氧症,1次60mg,每2小时1次。

三、治疗老年痴呆药

美金刚

美金刚(Memantine),又名美金刚胺,化学结构如下:

【其他名称】 美金刚胺,二甲金刚胺,易倍申,Namenda,Akatinol。

【药理作用】 本药为具有中度亲和力的 N-甲基-D-天冬氨酸(N-methyl-D-Asparttate,NMDA)受体拮抗剂。当谷氨酸以病理量释放时,本药可减少谷氨酸的神经毒性作用;当谷氨酸释放减少时,本药可改善记忆过程所需谷氨酸的传递。用于老年性痴呆患者具有较好的耐受性。也可直接激动多巴胺受体,并促进多巴胺的释放,用于帕金森病。

【临床应用】 主要用于治疗中、重度的阿尔茨海默病(AD),能改善患者的认知、行为、日常活动和临床症状,也用于帕金森病的治疗。

【不良反应】 ①常见不良反应有疲劳、全身疼痛、高血压、头晕、头痛、便秘、呕吐、背痛、意识模糊、镇静、幻觉、咳嗽和呼吸困难和血压降低等。②其他反应有过敏反应、低体温、心律失常、心绞痛、心肌梗死、心房颤动、血栓性静脉炎、体位性低血压、肺水肿等。也可出现锥体外系症状、偏瘫、感觉异常、胃肠道出血、尿失禁、排尿困难、呼吸困难和哮喘等。③患者服药后的反应能力可能受损,如路中行走、操作机器等行动受到损害,特别是同时饮酒时,更应注意。④严重肝功能不全者、意识紊乱状态者、妊娠和哺乳期妇女禁用。

【注意事项】 ①本药对儿童的安全性和有效性不明确,故不推荐使用。②有抗胆碱作用,因而能增强抗胆碱药的作用,合用时应慎重。③与金刚烷胺、氯胺酮、右美沙芬等 NMDA 受体拮抗药不可合用,避免发生药物中毒性神经病。④与多巴胺受体激动药、左旋多巴和抗胆碱药、NMDA 受体拮抗药合用时,其疗效会增强。⑤与碱化尿液的药物如碳酸苷酶抑制剂、双氯非那胺、醋甲唑胺、碳酸氢钠等合用,会导致本药肾清除率下降。⑥酒精可加重本药的不良反应。⑦心肌梗死、未能控制的高血压、失代偿的心功能不全、碱性尿液者使用本药时,需监测血药浓度。⑧肾功能不全、轻中度肝功能不全、癫痫及癫痫病史者、精神分裂症病史者慎用。对本药或金刚烷胺过敏者、严重肝功能不全、意识障碍者禁用。妊娠及哺乳期妇女禁用。

【制剂和用法】 片剂:5mg,10mg。胶囊剂:10mg。口服,成人或14岁以上青少年,在治疗的前3周按每周递增5mg的方法逐渐达到维持量,即治疗第1周每日晨服5mg;第2周每日服10mg,分2次服用;第3周每日服15mg(早上10mg,下午5mg);第4周开始维持剂量每日 20mg,分 2 次服用。片剂可空腹服用,也可与食物同服。14 岁以下小儿,维持量为 0.55~1.0mg/kg。中度肾功能不全者,应将剂量减少至每日 10mg;严重肾功能衰竭者不推荐使用。

四、其他药物

细胞色素 C

细胞色素 C(Cytochrome C)是从猪心中提取得到的细胞呼吸激活药,为含铁卟啉的蛋白质,其水溶液透明,呈深红色。

【其他名称】 细胞色素丙,西丙,Cytochromum C。

【药理作用】 为生物氧化过程中的电子传递体,作用与辅酶相似,在酶存在的情况下,对组织的氧化、还原有迅速的酶促作用。当组织缺氧时,红细胞通透性增高,应用本药后,可进入细胞内起到矫正细胞呼吸和促进物质代谢的作用。

【临床应用】 主要用于各种组织缺氧的急救或辅助治疗,如一氧化碳中毒、催眠药中毒、新生儿窒息、严重休克期缺氧、麻醉及肺部疾病引起的呼吸困难、高山缺氧、脑缺氧等。对心脏疾病引起的缺氧,疗效不显著。

【不良反应】 主要有腹胀、腹痛、腹泻、头痛、口干、不安和倦怠感等。过敏性体质可出现颜面潮红、胸闷、寒战、发热、荨麻疹等,偶有过敏性休克。

【注意事项】 ①可引起过敏反应,用药前需做皮肤过敏试验,阳性反应者禁用。治疗一经终止,再用药时仍需重新做皮肤过敏试验。②一旦发生过敏反应,需立即停药,并采取适当治疗措施。

【制剂和用法】 注射剂:15mg(2ml)。冻干粉针剂:15mg。静脉注射或滴注,成人,每次 15~30mg,每日 30~60mg。儿童用量酌减。静脉注射时用 25% 葡萄糖 20ml 混合后,缓慢注射。也可用 5% 或 10% 葡萄糖注射液,或 0.9% 氯化钠注射液稀释后静脉滴注。冻干粉针剂用 25% 葡萄糖 20ml,或 5% 葡萄糖注射液,或 0.9% 氯化钠注射液稀释后静脉滴注。

第三章 解热镇痛抗炎用药

萘普生缓释剂

萘普生缓释剂（Naproxen sustained release capsules）属于NSAIDs，化学结构如下：

【其他名称】 消痛灵，甲氧萘丙酸，Naprosyn。

【药理作用】 为PG合成酶抑制药，通过抑制环氧酶的活性，使PG的合成减少，从而产生解热、镇痛、抗炎和抗风湿作用。对风湿性关节炎、骨关节炎的疗效类似阿司匹林。因贫血、胃肠系统疾病而不能耐受阿司匹林、吲哚美辛的患者，服用本药可获得满意效果。抑制血小板的作用较弱。

本药为缓释制剂，口服后吸收缓慢，血药浓度变化较平稳，99%以上与血浆蛋白结合，$t_{1/2}$约为13小时。

【临床应用】 主要用于轻度、中度疼痛。用于缓解风湿、类风湿关节炎、强直性脊柱炎、痛风、运动系统（如关节、肌肉、肌腱等）的慢性变性疾病等引起的全身发热、局部红肿和疼痛症状。

【不良反应】 ①主要有恶心、呕吐、胃痛、腹泻、消化不良、便秘和胃烧灼感等。②少见失眠、嗜睡、头痛、耳鸣、心慌、多汗、听力减退、视力模糊或视觉障碍等。③其他反应有胃肠出血、肝肾损害、荨麻疹、粒细胞减少和精神抑郁等。

【注意事项】 ①对阿司匹林或其他NSAIDs过敏者，对本药存在交叉过敏。②用药期间同时饮酒，胃肠道的不良反应增多。③本药与肝素、香豆素类药合用,可出现出血倾向,并有导致胃肠溃疡的可能。④老年人慎用。对本药过敏、胃及十二指肠活动性溃疡患者禁用。2岁以下儿童、妊娠和哺乳期妇女禁用。

【制剂和用法】 胶囊剂:0.25g。口服,成人,1次0.5g,1日1次。可根据病情酌情调整剂量。

双氯芬酸钠

双氯芬酸(Diclofenac sodium)属于NSAIDs,化学结构如下:

$$\text{结构式}$$

【其他名称】 扶他林、凯扶兰、双氯灭痛、Voltaren、Kaflan。

【药理作用】 为PG合成酶抑制药,通过抑制环氧酶的活性,使PG的合成减少,从而产生解热、镇痛、抗炎和抗风湿作用。

【临床应用】 主要用于类风湿性关节炎、神经炎、骨关节炎、强直性脊柱炎等引起的疼痛以及癌痛、手术后疼痛的治疗。也用于红斑狼疮,各种原因引起的发热等。

【不良反应】 ①胃肠道反应有恶心、呕吐、腹痛、腹泻、消化不良、胀气厌食、转氨酶升高等。罕见胃肠道出血、消化性溃疡或穿孔、肝炎、胰腺炎等。②中枢神经系统反应有头痛、头晕,罕见嗜睡、感觉障碍、视觉和听力障碍、耳鸣、失眠、惊厥、抑郁、震颤等。③血液系统反应有白细胞、粒细胞、血小板减少、溶血性贫血、再生障碍性贫血等。④其他反应:偶见皮疹、肾功能不全、哮喘、过敏性低血压。罕见荨麻疹、疱疹、湿疹、剥脱性皮炎、脱发、光过敏反应、紫癜、肾水肿等。

【注意事项】 ①PG对维持肾血流量具有重要作用,心肾功能不全、老年患者、正在服用利尿药及其他原因造成细胞外液丢失者,应定期监测肾功能。②胃肠道溃疡史、溃疡性结肠炎和严重肝功能不全患者慎用。对NSAIDs和本药过敏、胃肠道活动性溃疡者禁用。妊娠3个月内禁用。

【制剂和用法】 片剂:25mg。注射剂:50mg(2ml)。搽剂:200mg(20ml)。乳膏剂:750mg(25g)。①口服,成人,每日100～150mg,分2～3次服用。对轻度患者和14岁以上的青少年酌情减量。②肌内注射,深部注射,1次50mg,1日1次,必要时数小时后再注射1次。③外用,搽剂,根据疼痛部位大小,1次1～3ml,均匀涂于患处,1日2～4次,1日总量不超过15ml。乳膏剂,根据疼痛部位大小,1次2～4g均匀涂于患处,并轻轻按摩,1日3～4次,1日总量不超过30g。

醋氯芬酸

醋氯芬酸(Aceclofenac)属于NSAIDs,化学结构如下:

$$\text{结构式：2,6-二氯苯基-NH-苯基-}CH\text{-}COOCH_2COOH$$

【其他名称】 美诺芬。

【药理作用】 为PG合成酶抑制药,通过抑制环氧酶的活性,使PG的合成减少,从而产生解热、镇痛、抗炎和抗风湿作用。作用类似双氯芬酸。并具有促进软骨修复作用。

【临床应用】 主要用于类风湿性关节炎、骨关节炎、强直性脊柱炎等引起的疼痛和炎症的治疗。

【不良反应】 ①常见不良反应为消化不良、腹痛、恶心、腹泻等。②偶见头晕、胀气、胃炎、便秘、呕吐、溃疡性口腔黏膜炎、皮疹、尿素氮和肌酐升高等。③罕见头痛、疲倦、面部浮肿、体重增加、心悸、紫癜、震颤、胃肠出血、溃疡、出血性腹泻、肝炎或胰腺炎、抑郁、视觉异常和味觉错乱等。

【注意事项】 ①对阿司匹林、双氯芬酸和其他NSAIDs过敏者,对本药存在交叉过敏,应禁用。②服用本药可引起头晕和中枢神经系统功能障碍,应避免从事驾驶、机械操作等。③有溃疡、出血性疾病患者妇女慎用。肝、肾、心功能不全者慎用。儿童和哺乳期妇女慎用。妊娠后3个月妇女禁用。

【制剂和用法】 片剂:100mg。肠溶片:50mg。口服,成人,1次

100mg,1日2次。肠溶片每日推荐最大剂量为200mg(4片),早晚各1次,每次100mg。

苯溴马隆

苯溴马隆(benzbromarone)为苯并呋喃衍生物,化学结构如下:

【其他名称】 立加利仙。

【药理作用】 是一种强力的促尿酸排泄药,具有抑制肾小管对尿酸的重吸收和降低血中尿酸浓度的作用。服药后24小时血中尿酸是服药前的66.5%。

【临床应用】 主要用于反复发作的痛风性关节炎、原发性高尿酸血症和痛风结节等。

【不良反应】 主要有胃肠道反应、肾绞痛及激发急性关节炎发作。少数患者可出现粒细胞减少。很少发生皮疹、发热等。

【注意事项】 ①治疗期间需大量饮水以增加尿量,治疗初期饮水量不少于1.5～2L,以免在排泄的尿中由于尿酸过多导致尿酸结晶。②为促进尿酸排泄,可酌情给予碳酸氢钠以碱化尿液,病人尿液的pH应调节在6.5～6.8之间。③不能在痛风急性期服用,因开始治疗阶段,随着尿酸从组织中溶出,可能加重病症。为避免治疗初期痛风急性发作,建议在给药最初几天合用秋水仙碱或抗炎药。④服用本药过程中,如有痛风急性发作,可加用NSAIDs。⑤在开始治疗时,有大量尿酸随尿排出,因此治疗的起始剂量要小。⑥对本药过敏、中至重度肾功能不全(肾小球滤过率代于20ml/min)、肾结石患者禁用。妊娠和哺乳期妇女禁用。

【制剂和用法】 片剂:50mg。口服,成人,每次50mg,1日1次,早餐后服用。用药1～3周后检查血清尿酸浓度,在后续治疗中,成人和14岁以上的年轻人每日50～100mg,连续用药3～6个月。

第四章 精神疾病用药

一、治疗精神分裂症药

齐拉西酮

齐拉西酮(Ziprasidone)是一种非典型抗精神病药,其结构与吩噻嗪和丁酰苯类抗精神病药物不同。化学结构如下:

$$\text{结构式} \cdot HCl \cdot 1/2 H_2O$$

【其他名称】 吉布利酮,萆乐定,力复君安,Geodon,Zeldox,Ziprasudibum。

【药理作用】 齐拉西酮对多巴胺的 D_2、D_3 受体,5-羟色胺的 $5-HT_{1A}$、$5-HT_{2A}$、$5-HT_{2C}$、$5-HT_{1D}$ 受体,$α_1$-肾上腺素受体具有较高的亲和力。对组胺 H_1 受体具有中等亲和力。对 M 胆碱受体等其他受体没有亲和力。齐拉西酮对 D_2 受体、$5-HT_{2A}$、$5-HT_{1D}$ 受体具有拮抗作用,对 $5-HT_{1A}$ 受体具有激动作用。并能抑制突触对 5-HT 和 NE 的再摄取。其抗精神分裂症作用是通过对 D_2 受体、$5-HT_{2A}$ 受体的拮抗作用来发挥的。

【临床应用】 主要用于治疗精神分裂症。

【不良反应】 ①全身不良反应常见腹痛、感冒样症状、发热、面部浮肿、寒战、光敏反应、肋痛、体温过低等。②消化系统出现呕吐、厌食、吞咽困难、舌水肿、牙龈出血、黄疸、转氨酶升高、肝炎、肝肿大、脂肪肝等。③血液系统可出现贫血、淤血、白细胞增多或减少、血小板增多或减少、红细胞、单核细胞、嗜碱性粒细胞增多等。④神经系统可出现肌张力亢进、锥体外系症状、运动障碍、感觉异常、意识紊乱、运动不能、发音困难、共济失调、舞蹈症、眼球震颤、反射增强等。⑤心血管系统可出现心动过速、高血压、体位性低血压、心绞痛、心房颤动、传导阻滞、静脉炎、心肌肥大、脑梗塞、血栓静脉炎等。⑥其他反应有荨麻疹、表皮脱落性皮炎、结膜炎、干眼、畏光、角膜炎、呼吸困难、鼻出血、性功能障碍等。

【注意事项】 ①有较强的延长 QTc 间期作用,增加了治疗过程中猝死的风险,应给予重视。②与痴呆有关的老年精神病患者服用非典型抗精神病药物后,有增加死亡率的风险。未批准用于治疗痴呆有关的精神病。③可引起"恶性综合征"(NMS),即诱发一组致死性的复合症状群,包括高热、肌僵、精神状态改变、植物神经系统功能紊乱(脉搏不规律、血压不稳定、心动过速、出汗、心律失常等)、肌酐磷酸酶升高、蛋白尿和急性肾衰退等。一旦发生,立即停药并采取相应治疗措施。④在用药初期和剂量调整期,可发生体位性低血压,出现头晕、心动过速和昏厥等,应注意用药安全。

【制剂和用法】 胶囊剂:20mg。初始治疗,1 次 20mg,1 日 2 次,餐时服用。根据病情可逐渐增加到 1 次 80mg,1 日 2 次。剂量调整间隔时间不少于 2 天,因口服本药在 1~3 日内才能达到稳态血药浓度。维持治疗,1 次 20~80mg,1 日 2 次。在维持治疗期间,应采用最低有效剂量,多数情况下,使用齐拉西酮 20mg,1 日 2 次。

利培酮

利培酮(Risperidone)为苯并异恶唑衍生物,化学结构如下:

【其他名称】 维思通,利司培酮,瑞斯哌酮,利哌利酮,利司环酮,单克,好斯嘉,恒德,可同,思利舒,索乐,菫菲,菫夫,Risperidal。

【药理作用】 为一种具有独特性质的选择性单胺能拮抗剂,小剂量时能阻断中枢的 5-HT$_2$ 受体,大剂量时可阻断多巴胺的 D$_2$ 受体。对胆碱受体无阻断作用。服药后能全面解除精神分裂症患者的阳性和阴性症状,作用优于氟哌啶醇。对急性精神分裂症患者,本药比氟哌啶醇更有效。中枢神经系统的 5-HT 和多巴胺的拮抗作用,能减少发生锥体外系的不良反应。

【临床应用】 主要用于治疗精神分裂症。对阳性和阴性症状及其伴发的情感症状(焦虑、抑郁等)有较好的疗效。

【不良反应】 短期使用不良反应少,锥体外系症状少见。常见有焦虑、嗜睡、头晕、恶心、便秘、消化不良、鼻炎和皮疹等。

【注意事项】 ①慎用于驾驶和从事机械操作者。②老年人及心、肝、肾功能不全患者,服用时剂量应减少。③妊娠和哺乳期妇女不宜使用。④对本药过敏、15 岁以下儿童禁用。

【制剂和用法】 片剂:1mg,2mg。口服,宜从小剂量开始。初始剂量为每次 1mg,1 日 2 次,剂量逐渐增加,第 3 日为 3mg,以后每周调整剂量 1 次,最大疗效剂量为每日 4~6mg。老年患者初始剂量为每次 0.5mg,1 日 2 次。

阿立哌唑

阿立哌唑(Aripiprazole)的化学结构如下:

【其他名称】 博思清,奥派,郝尔宁,Brisking,Bilify。

【药理作用】 本药为多巴胺的平衡稳定剂,与多巴胺 D$_2$、D$_3$ 受体,5-HT$_{1A}$、5-HT$_{2A}$ 受体有很高的亲和力。与多巴胺 D$_4$ 受体、

5-HT$_{2C}$、5-HT$_7$受体、α$_1$-肾上腺素受体、组胺 H$_1$受体和 5-HT 重吸收位点具有中等亲和力。主要通过对多巴胺 D$_2$、5-HT$_{1A}$受体的部分激动作用和对 5-HT$_{2A}$受体的拮抗作用,产生抗精神分裂症作用。

【临床应用】 主要用于治疗各类型精神分裂症。

【不良反应】 主要有头痛、焦虑、失眠、嗜睡、小便失禁、静坐不能等,也可出现体重增加、锥体外系反应等,但发生率较低。

【注意事项】 ①慎用于驾驶和从事机械操作者。②有心血管疾病(如心肌梗死、缺血性心脏病、心力衰竭、传导异常等)、脑血管疾病、诱发低血压情况(脱水、血容量过低、服用降压药)等患者慎用。有癫痫病史者慎用。③妊娠和哺乳期妇女不宜使用。

【制剂和用法】 片剂:5mg,10mg。口服,成人,第 1 周起始剂量为每日 5mg,第 2 周为每日 10mg,第 3 周为每日 15mg。根据个体的疗效和耐受性,逐渐增加药物剂量,最大可增加到 30mg,此后,维持此剂量不变。每日最大剂量不应超过 30mg。

奥氮平

奥氮平(Olanzapine)为苯二氮䓬类化合物,化学结构如下:

【其他名称】 奥拉扎平,奥兰扎平,再普生,迈捷思,欧兰宁,悉敏,Zyprexa,Lanzac。

【药理作用】 能拮抗多巴胺 D$_2$受体、5-HT$_2$受体,产生抗精神分裂症作用。奥氮平能拮抗组胺 H$_1$受体,产生镇静、嗜睡作用;拮抗 α$_1$-肾上腺素受体,引起体位性低血压;拮抗毒蕈碱 M 受体,产生抗胆碱作用。

【临床应用】 主要用于有严重阳性症状(如妄想、幻觉、思维障碍、敌意、猜疑等)或阴性症状(情感淡漠、情感和社会活动退缩、言语贫乏等)的精神分裂症、其他精神分裂症的急性期和维持治疗。也可用于缓解精神分裂症及相关疾病常见的继发性情感症状。

【不良反应】 常见不良反应有嗜睡、体重增加等。少见不良反应有头晕、头痛、口干、便秘、外周水肿、体位性低血压、迟发性锥体外系症状包括帕金森综合征等。

【注意事项】 ①可产生镇静作用,慎用于驾驶和从事机械操作者。②有低血压倾向、癫痫病患者、肝功能不全、前列腺肥大和麻痹性肠梗阻者慎用。③18岁以下青少年不宜使用。妊娠和哺乳期妇女不宜使用。对本药过敏、闭角型青光眼患者禁用。

【制剂和用法】 片剂:5mg,10mg。起始剂量一般为每日10～15mg,根据患者病情可调整剂量为每日5～20mg。老年人、严重肾功能不全和中度肝功能不全患者,起始用量为每日5mg,如需增加剂量,递增剂量为每次5mg,间隔时间至少1周。

二、治疗抑郁症药

氟伏沙明

氟伏沙明(Fluvoxamine)的化学结构如下:

【其他名称】 马来酸氟伏沙明,氟伏草胺,兰释,瑞必乐,三氟戊肟胺,氟戊肟胺。

【药理作用】 是作用于脑神经细胞的 5-HT 再摄取抑制剂,使神经突触部位 5-HT 增多,产生抗抑郁作用。对非肾上腺素过程影响很小。对 α、β 肾上腺素受体、DA 受体、M 胆碱受体、5-HT 受体几乎没有亲和力。

【临床应用】 主要用于治疗抑郁症及相关症状;也用于强迫症

的治疗。

【不良反应】 ①较常见的不良反应有恶心,有时伴有呕吐。服药2周后通常会消失。②中枢神经系统可出现嗜睡、眩晕、头痛、失眠、紧张、激动、焦虑和震颤等。③消化系统可出现厌食、便秘、腹泻、消化不良、腹部不适、口干等。④其他反应有多汗、无力、心悸、心动过速、低钠血症等。

【注意事项】 ①驾驶和操纵机器患者服用需特别小心。②突然停药,可出现头痛、恶心、头晕和焦虑等症状,应逐渐减量。③本药禁与单胺氧化酶抑制剂(MAOI)联合服用。④强迫症是一种慢性疾病,如果服药10周症状没有改善,应继续服用本药,或调整剂量继续服用。

【制剂和用法】 片剂:50mg。①治疗抑郁症:起始剂量为每日50~100mg,晚上一次性服用。逐渐增加剂量,可根据个人的反应增加至每日100mg。如每日剂量超过150mg,可分次服用。患者症状缓解后,继续服药至少6个月,以维持治疗。②治疗强迫症:起始剂量每日50mg,服用3~4日,应逐渐增加直至达到有效量(通常有效量为每日100~300mg)。成人,每日最大有效剂量为300mg。8岁以上儿童和青少年每日最大有效剂量为200mg。单剂量口服可增至每日150mg,睡前服用。如每日剂量超过150mg,可2~3次服用。

坦度螺酮

坦度螺酮(Tandospirone)的化学结构如下:

【药理作用】 可选择性作用于脑内 5-HT_{1A} 受体,产生抗焦虑作用。还具有抑制下丘脑刺激所致的升压反应和电休克应激负荷所致的血浆肾素活性升高,抑制心理应激负荷所致的胃溃疡发生和强制浸水应激负荷所致的食欲低下。

【临床应用】 主要用于：①各种神经症所致的焦虑状态，如广泛性焦虑症。②原发性高血压、消化性溃疡等躯体疾病伴发的焦虑状态。

【不良反应】 ①中枢神经系统可出现嗜睡、步态蹒跚、眩晕、头痛、失眠、震颤和类似帕金森病样的症状。②消化系统表现为恶心、呕吐、食欲不振、口渴、腹部不适、胃痛、胃胀、便秘和腹泻等。③其他反应有心悸、心动过速、胸闷、皮疹、荨麻疹、情绪不佳、四肢麻木、多汗、转氨酶升高、浮肿和发热等。

【注意事项】 ①本药可产生嗜睡、眩晕，驾驶和操纵机器患者服用需特别小心。②最大日剂量达 60mg 时，仍未见明显疗效，应及时与医师联系。③中度或重度呼吸衰竭、心功能不全、肝和肾功能不全的患者慎用。④妊娠和哺乳期妇女不宜使用。

【制剂和用法】 胶囊剂：5mg。口服，成人，通常 1 次 10mg，1 日 3 次。随病人的年龄、症状等不同，可适当增减剂量，最大日剂量不得超过 60mg。

氟哌噻吨美利曲辛

氟哌噻吨美利曲辛（Flupentixol and Melitracen）为复方制剂，主要成分为盐酸氟哌噻吨和盐酸美利曲辛，化学结构如下：

氟哌噻吨　　　　　　　　　美利曲辛

【其他名称】 黛力新，黛安神，复方氟哌噻吨，Deanxit，Compound Flupentixol。

【药理作用】 ①氟哌噻吨通过拮抗脑内多巴胺 D_2 受体而产生

第四章 精神疾病用药

抗精神分裂症作用,比氯普噻吨强 4~8 倍,但镇静作用较弱。小剂量时具有抗焦虑和抗抑郁作用。②美利曲辛是一种三环类抗抑郁药,具有抑制神经递质再摄取的作用,使突触间隙的 5-HT 和 NA 浓度增加,是一种双相抗抑郁药,低剂量应用时,具有兴奋性。美利曲辛与阿米替林具有相同的药理作用,但镇静作用更弱。③氟哌噻吨和美利曲辛合用,可提高脑内突触间隙 DA、5-HT 和 NA 浓度,从而调节中枢神经系统的功能。美利曲辛可对抗大剂量使用氟哌噻吨可能引起的锥体外系反应。氟哌噻吨可使美利曲辛的抗胆碱作用减弱。

【临床应用】 ①治疗神经症。用于轻、中度抑郁和焦虑症的治疗,如神经衰弱、心因性抑郁、抑郁性神经官能症、隐匿性抑郁、心身疾病伴焦虑和情感淡漠、更年期抑郁、嗜酒及药瘾者的焦躁不安和抑郁等。②治疗神经性头痛、偏头痛、紧张性头痛,以及某些顽固性疼痛和慢性疼痛等。

【不良反应】 ①常见不良反应有一过性不安、睡眠障碍、躁动、头晕、震颤、口干、便秘、视觉调节障碍等。②可引起体位性低血压,有增加房室传导阻滞的危险。③氟哌噻吨可引起锥体外系反应和神经阻滞恶性综合征;美利曲辛可引起多汗。④其他反应有接触性皮炎、光敏感度增加、胆汁淤积性肝炎等。

【注意事项】 ①兴奋、激越患者不宜使用本药。②本药能增强酒精、巴比妥类和其他中枢神经抑制药物的抑制作用。③禁止与 MAOI 包括非选择性单胺氧化酶抑制药、选择性单胺氧化酶-A 抑制药如吗氯贝胺(Moclobemide)、单胺氧化酶-B 抑制药如司来吉兰(Selegiline)等合用,否则可导致五羟色胺综合征,表现为发热、肌阵挛、僵硬、震颤、兴奋、慌乱、意识模糊及自主神经系统功能紊乱等。应在停用非选择性单胺氧化酶抑制药和司来吉兰 14 天后、停用吗氯贝胺 1 天后才能使用本药。④严重心脏疾病、闭角型青光眼、精神高度兴奋、造血功能紊乱、前列腺肿瘤患者禁用。

【制剂和用法】 片剂:每片含氟哌噻吨 0.5mg,美利曲辛 1mg。口服,1 日 2 片,早晨单次顿服,或早晨、中午各服 1 片。严重者 1 日

3片,早晨2片,中午1片。维持剂量为1日1片,早晨服。老年患者,早晨服1片即可。

度洛西汀

度洛西汀(Duloxetine)化学结构如下:

【其他名称】 欣百达,Duloxetine Hydrochloride,Cymbalta,Yentreve。

【药理作用】 度洛西汀是一种选择性5-HT和NE再摄取抑制剂(SSNRI)。对神经突触前膜部位5-HT和NE再摄取有较强的抑制作用,增加突触5-HT和NE浓度,从而产生抗抑郁和中枢镇痛作用。对多巴胺再摄取的抑制作用相对较弱。

【临床应用】 主要用于治疗抑郁症。

【不良反应】 ①常见不良反应有恶心、口干、便秘、食欲下降、疲乏、嗜睡、出汗增多等。②器官方面的不良反应有视物模糊、感觉减退、失眠、焦虑、性欲减退、射精延迟、勃起障碍等。③心血管系统可出现外周性水肿、静脉炎、心力衰退、心房和心室纤颤、冠状动脉疾病和心肌梗死等。

【注意事项】 ①本药为肠溶片(enteric-coated tablet),服用时应整片吞服,不要嚼碎和压碎服用。②禁止与MAOI合用。MAOI停药至少14天才能开始服用本药治疗。本药停药至少5天,才能开始服用MAOI治疗。③服用SSRIs和SNRIs骤然停药,可引起"停药反跳"现象,如易怒、兴奋、头晕、感觉紊乱、焦虑、意识模糊、头痛、乏力、失眠、耳鸣、癫痫等。因此,应尽可能逐渐停药。

【制剂和用法】 片剂:20mg。起始剂量为每日40mg,分2次服用。或每日60mg,分2次服用或1次服用。

西酞普兰

西酞普兰(Citalopram)为一种二环氢化酞类衍生物，化学结构如下：

$$\text{结构式：NC取代的异苯并呋喃环，连接CH}_2\text{CH}_2\text{CH}_2\text{N(CH}_3\text{)}_2 \cdot \text{HBr，另连对氟苯基}$$

【其他名称】 氢溴酸西酞普兰，氰酞氟苯胺，喜普妙，喜太乐，Cipram，Cipramil，Celexa，Citol，Ctrol。

【药理作用】 西酞普兰为一种高度选择性 5-HT 再摄取抑制剂，对 NE 和 DA 的再摄取影响较小。对多巴胺受体、组胺受体、GABA 受体等无亲和力。通过抑制中枢神经系统对 5-HT 再摄取，增加中枢神经 5-HT 能神经功能，产生抗抑郁作用。

【临床应用】 主要用于治疗各种抑郁症。

【不良反应】 通常不良反应短暂而轻微。常在服药后的第 1 周或第 2 周内出现，随着抑郁症状改善，会逐渐消失。①常见的有恶心、口干、头晕、头痛、嗜睡、多汗、流涎减少、震颤、腹泻等。②罕见的不良反应有血管性水肿、舞蹈症、手足徐动症、表皮坏死、多形性红斑、心肌梗死、脑血管意外、抗抑郁药恶性综合征、胰腺炎、血小板减少、心律不齐、阴茎持续勃起症、戒断症状等。

【注意事项】 ①本药不能与 MAOI 同时使用。②慎用于驾驶和从事机械操作者。③服药期间不应服用含有酒精的制品。④严重肾功能不全者慎用。儿童、妊娠和哺乳期妇女慎用。对本药过敏、有癫痫病史、躁狂病史者禁用。

【制剂和用法】 片剂：20mg。口服，成人，每日 20～60mg，1 日 1 次，早晨或晚上单独服用，或与食物同服。从每日 20mg 开始，根据患者病情严重程度及患者反应，可酌情增加剂量至 40mg，部分患者可逐渐增加至每日 60mg,即每日最大剂量。增加剂量时,通常以 20mg 为单位逐渐增加,增量时间需 2～3 周。为防止复发,治疗至少持续 6 个月。超过 65 岁的老年人、肝功能不全患者,从每日 10mg 开始,常用量为每日 20mg,每日最大剂量为 40mg。

舍曲林

舍曲林(Sertraline)的化学结构如下:

【其他名称】 左洛复、郁洛复、唯他停、Zoloft。

【药理作用】 为选择性的 5-HT 再摄取的抑制剂(SSRI),阻断突触前膜对 5-HT 再摄取,延长和增加 5-HT 的作用,从而产生抗抑制作用。对 α、β-肾上腺素受体、DA 受体、M 受体、H 受体、5-HT 受体、GABA 受体、苯二氮䓬受体没有明显亲和力。但长期使用,脑中去甲肾上腺素能受体会下调。

【临床应用】 主要用于治疗抑郁症,疗效满意后,继续用药可有效防止抑郁症的复发。也用于治疗强迫症、心境恶劣、性欲倒错等。

【不良反应】 主要有恶心、呕吐、口干、消化不良、失眠、震颤、头晕、疲劳、激动和射精困难等。

【注意事项】 ①用药期间不能从事驾驶和机器操作。②儿童慎用,妊娠和哺乳期妇女不宜使用。对本药过敏、严重肝功能不全者禁用。③禁与 MAOI 合用。

【制剂和用法】 片剂:50mg,100mg。胶囊剂:50mg,100mg。口服,治疗抑郁症和强迫症,通常剂量为每日 50mg,1 日 1 次,与食物同服,早晚均可。如疗效不佳,可在几周内逐渐增加药物剂量(调整时间不能短于 1 周),每次增加 50mg,最大可增加至每日 200mg,1 日 1 次,此量不得连续应用超过 8 周。服用 7 天左右可见效,良好的疗效在服药后 2～4 周显现。强迫症疗效出现则可能需要更长时间。

三、其他药物

奥卡西平

奥卡西平(Oxcarbazepine)是卡马西平(Carbamazepine)的10-酮基的结构类似物,是一种前体药,化学结构如下:

【药理作用】 奥卡西平在体内转变为10-羟基代谢物(10-monohydroxy metabolite,MHD)而发挥作用。MHD可能因阻断脑细胞膜上的电压依赖性钠通道,从而稳定过度兴奋的神经细胞膜,抑制神经元重复放电,并可降低神经突触传递的兴奋冲动。奥卡西平和MHD能使钾离子内流增加,对钙通道也具有调节作用。以上作用有助于抗惊厥。

【临床应用】 主要用于成人癫痫复杂性部分发作、全身强直性发作的单独治疗,难治癫痫的辅助治疗。也适用于4~16岁儿童癫痫部分发作的辅助治疗。

【不良反应】 ①用药开始时,可能出现乏力、头晕、头痛、嗜睡等,继续用药可消失。②其他常见不良反应有复视、胃肠功能障碍、皮疹、共济失调、眼震、感冒样综合征等。少见白细胞减少、粒细胞减少、荨麻疹、肝功能异常等。

【注意事项】 ①卡马西平和奥卡西平交叉过敏反应率为25%~30%,使用时应注意。②应避免突然停药,防止"停药反跳"的发生。③因产生眩晕、嗜睡等反应,驾驶和操纵机器患者服用需特别小心。④服药期间应禁止饮酒,避免发生附加的镇静作用。⑤妊娠和哺乳期妇女禁用。

【制剂和用法】 片剂:0.15g,0.3g,0.6g。单独治疗:在开始服用时,患者未服用其他抗癫痫药,起始剂量为每日0.6g,分2次服用。然后每3天增加一个0.3g,直至达到每日量1.2g。作为辅助治疗:起始剂量为每日0.6g,分2次服用。如果临床需要,在经过大约1周的间隔,可逐渐增加每日0.6g 的最大量。日剂量超过1.2g 时,疗效增强。大多数患者由于中枢神经系统的不良反应而不能耐受每日2.4g 的剂量。小儿从 8～10mg/(kg·d)开始,逐渐增量至每日 600mg,分2次服用。

唑吡坦

唑吡坦(Zolpidem)为咪唑吡啶类催眠药,化学结构如下:

$$\text{H}_3\text{C} \quad \text{N} \quad \text{CH}_3 \quad \text{CH}_2\text{CON(CH}_3)_2$$

【**药理作用**】 本药作用类似于苯二氮䓬类,可选择性地与苯二氮䓬Ⅰ型受体结合,调节氯离子通道,具有较强的镇静、催眠作用,抗惊厥、抗焦虑和肌肉松弛作用较弱;可缩短入睡时间,减少夜间觉醒次数,延长总睡眠时间,改善睡眠质量。

【**临床应用**】 本药只限于严重睡眠障碍的治疗:①偶发性失眠症。②暂时性失眠症。③慢性失眠的短期治疗。

【**不良反应**】 较少,可出现恶心、呕吐、腹痛、腹泻、头晕、皮疹、瘙痒和停药后失眠等;也可表现为记忆力减退、眩晕、步履不稳、幻觉、意识障碍等。滥用本药可能导致依赖性。

【**注意事项**】 ①服药期间避免饮酒或服用含有酒精的药物。②驾驶和操纵机器患者服用时需特别小心。③禁用于有强烈自杀倾向的患者。15岁以下儿童、妊娠和哺乳期妇女禁用。

【**制剂和用法**】 片剂:10mg。口服,成人,常用剂量为每日10mg,在睡前或上床后服用。治疗时间尽可能缩短,最长不超过4周,包括逐渐减量期。对偶发性失眠(如旅行期间失眠)治疗2～5天,对暂时性失眠(如烦恼期间失眠)治疗2～3周。

佐匹克隆

佐匹克隆(Zopiclone)为环咯酮类催眠药,化学结构如下:

【其他名称】 唑吡酮、忆梦返、吡嗪哌酯、Vmovane,Zimovane。

【药理作用】 佐匹克隆为环咯酮类第三代催眠药,是抑制性神经递质 GABA 受体的激动药,作用于苯二氮䓬受体,产生镇静、催眠作用,并具有抗焦虑、肌松和抗惊厥作用。作用迅速,与苯二氮䓬相比,其作用更强。

【临床应用】 主要用于治疗短暂性、偶发性失眠症和慢性失眠症的短期治疗,尤其适用于不能耐受次晨残余作用的患者。

【不良反应】 偶有思睡、口干、肌无力、遗忘、醉态、易受刺激或精神混乱、头痛、乏力等。长期服药后,如突然停药,可出现戒断症状。罕见较重的不良反应有痉挛、肌肉颤抖、神志模糊等。

【注意事项】 ①合用中枢抑制药、酒精等可增加其镇静作用。服药期间应禁酒。②用药期间避免驾驶和操纵机器。③呼吸功能不全、肌无力者慎用。有强烈自杀倾向、过度酗酒的患者、15 岁以下儿童、妊娠和哺乳期妇女禁用。④长期使用,有产生药物依赖性的可能。

【制剂和用法】 片剂:3.75mg,7.5mg。胶囊剂:7.5mg。口服,常用量为 3.75mg,睡前服用,必要时服用 7.5mg。长期用药不应超过 4 周。老年人和肝功能不全患者,剂量可减半。

第五章 心血管系统疾病用药

一、降血压药

贝那普利

贝那普利(Benazepril)为不含巯基的血管紧张素转换酶抑制剂(angiotension-converting enzyme inhibitor,ACEI),化学结构如下:

【其他名称】 苯那普利,洛汀新,Cibacene Lotensin,Zinadril Briem。

【药理作用】 本药是一种前体药(pro-drug),在体内通过水解生成有活性的代谢物贝那普利拉(Benazeprilat)而起作用。贝那普利拉可阻碍血管紧张素Ⅰ转化成血管紧张素Ⅱ,从而减少血管紧张素Ⅱ引起的一系列症状,如血管收缩、醛固酮生成增多等;也可通过抑制激肽酶,减少缓激肽的降解,产生扩张血管作用,有助于增强其抗高血压的疗效。口服后,产生强效、长效的降压作用,可以降低各期高血压病人的坐位、卧位和立位血压。

【临床应用】 主要用于各型高血压和充血性心力衰竭的患者。对正在服用地高辛和利尿药的充血性心力衰竭的患者,可使其心输出量增加,全身和肺血管阻力、平均动脉压、肺动脉压和右心房压下降。

【不良反应】 ①常见不良反应有头痛、眩晕、颜面潮红、咳嗽、上呼吸道感染症状和胃肠功能紊乱等。②罕见或非常罕见的不良反应有血管性水肿、面部和唇水肿、血小板减少、溶血性贫血、失眠、紧张、感觉异常、嗜睡、胸痛、心绞痛、心律失常、心肌梗死、腹泻、便秘、恶心、呕吐、腹痛和胰腺炎等。

【注意事项】 ①驾驶和从事机器操作的患者慎用。②患有慢性肾病的患者在服用本药时,必须对血钾进行监测,以防高血钾的发生。③肝、肾功能不全患者服用本药,需进行肝肾功能监测。④妊娠和哺乳期妇女不宜使用。⑤老年患者伴有心力衰竭、冠状动脉及脑动脉硬化患者,应慎用。主动脉瓣狭窄、二尖瓣狭窄的患者,应慎用。⑥接受本药治疗期间,用高流量透析膜(如 AN69)进行血液透析时,有较高的类过敏反应发生率。⑦对本药过敏、双侧肾动脉狭窄和有血管神经性水肿病史者禁用。

【制剂和用法】 片剂:5mg,10mg。①高血压:初始剂量为 10mg,1 日 1 次,疗效不佳时可加至 20mg,最大剂量为 1 次 40mg,1 日 1 次。通常每隔 1~2 周调整剂量 1 次。服用利尿药时,提前 2~3 日停用利尿药或减小剂量至 1 次 5mg,1 日 1 次。②心力衰竭:初始剂量为 1 次 2.5mg,并严密监测反应,如症状没有得到有效缓解,根据耐受情况,在 2~4 周逐渐加大剂量至 5~10mg,1 日 1 次。③进行性慢性肾功能不全:对同时患有或不患有高血压的进行性慢性肾功能不全的患者,建议长期使用,剂量为每日 10mg。如果需要其他治疗来进一步降低血压,可以和其他抗高血压药物合用。

赖诺普利

赖诺普利(Lisinopril)为合成的不含巯基的、肽衍生物类的血管紧张素转换酶抑制剂(angiotension-converting enzyme inhibitor, ACEI),化学结构如下:

【其他名称】 帝益洛。

【药理作用】 赖诺普利为长效血管紧张素转换酶（ACE）抑制剂，能使血管紧张素Ⅱ和醛固酮水平降低，导致外周血管扩张、血管阻力下降，从而降低血压。对于充血性心力衰竭的患者，可通过扩张动脉而降低心脏的前、后负荷，从而增加心脏输出量。无反射性心动过速作用，立即停药后无血压反跳现象，很少引起血钾过低和血尿增多现象。

【临床应用】 主要用于治疗原发性高血压及肾血管性高血压，可单独使用或与其他抗高血压药合用。充血性心力衰竭患者，在用洋地黄类药或利尿药效果不好时可加服本药。

【不良反应】 ①常见不良反应有头晕、头痛、腹泻、疲劳、咳嗽、皮疹、体位性低血压、心悸、胸痛、哮喘等。②少见或罕见的不良反应有周围性水肿、皮炎、便秘、胃炎、焦虑、失眠、关节痛、肌痛等。

【注意事项】 ①肾功能不全和急性心肌梗死患者慎用。②妊娠和哺乳期妇女不宜使用。③老年人需根据血压和肾功能情况调整剂量。④接受本药治疗期间，用高流量透析膜（如 AN69）进行血液透析时，有较高的类过敏反应发生率。⑤对本药过敏、双侧肾动脉狭窄和有血管神经性水肿病史者禁用。

【制剂和用法】 片剂/胶囊剂：5mg，10mg，20mg。①高血压：起始剂量为 2.5～5mg，1 日 1 次。有效维持量为每日 10～20mg，1 日 1 次。根据血压变化情况进行剂量调整，每日最高剂量为 40mg。服用利尿药时应提前 2～3 日停用利尿药或减少初始剂量，1 次 5mg，1 日 1 次。②肾血管性高血压：对肾血管性高血压患者，特别是两侧肾动脉狭窄患者，在首次服用本药时有时会产生很大反应，建议起始剂量为 2.5～5mg，然后根据血压进行剂量调整。③充血性心力衰竭：在用洋地黄类药或利尿药效果不好时可加服本药。开始剂量为 1 日 2.5mg，1 日 1 次。根据患者耐受情况，逐渐增加剂量至 1 次 5～20mg，1 日 1 次。④急性心肌梗死：首剂量为 5mg，24 小时及 48 小时后再分别给予 5mg 和 10mg。以后每次 10mg，1 日 1 次。收缩压＜120mmHg 或心肌梗死后 3 日内给予较低剂量，1 次 2.5mg，1 日 1 次。用药应持续 6 周，出现心力衰竭症状时应继续用药。

表 5-1 其他血管紧张素转换酶抑制剂

药名	临床应用
卡托普利（Captopril）	用于高血压、心力衰竭、高血压急症。
依那普利（Enalapril）	用于原发性高血压、肾性高血压、心力衰竭。
雷米普利（Ramipril）	用于原发性高血压、心力衰竭、急性心肌梗死、非糖尿病肾病。
培哚普利（Perrindopril）	用于原发性高血压、心力衰竭。
咪达普利（Imidapril）	用于原发性高血压、肾实质病变所致继发性高血压。
福辛普利	用于原发性高血压、心力衰竭。
西拉普利（Cilazapril）	用于原发性高血压、肾性高血压、心力衰竭。

替米沙坦

替米沙坦（Telmisartan）为特异性血管紧张素Ⅱ受体（AT_1型）拮抗剂，化学结构如下：

【其他名称】 邦坦。

【药理作用】 本药与血管紧张素Ⅱ受体 AT_1 受体具有高度亲和力，结合作用持久，无任何部分激动剂效应。首剂后 3 小时内逐渐产生降压效果，在治疗 4 周后可获得最大降压效果，并可在长期治疗中维持。在治疗过程中，可引起血管紧张素Ⅱ水平升高，醛固酮水平降低，对肾素、离子通道、ACE 和其他受体无作用。

【临床应用】 主要用于原发性高血压的治疗。

【不良反应】 ①常见不良反应有后背痛、胸痛、流感样症状、感染症状、眩晕、腹痛、腹泻、消化不良、胃肠道功能紊乱、关节痛、肌痛、腿痉挛或腿痛、上呼吸道感染、皮肤异常和皮疹等。②少见或罕见的不良反应有视觉异常、多汗、口干、胃肠胀气、腱鞘炎样症状、焦虑、失眠、抑郁、低血压、心动过缓、血小板减少、血管性水肿等。

【注意事项】 ①本药绝大部分经胆汁排出,故胆汁淤积、胆道阻塞性疾病、严重肝功能障碍的患者不宜使用。②可引起高血钾症,慎与保钾利尿药、钾离子补充药、含钾的盐代替品或其他升高血钾药(如肝素)合用。③妊娠和哺乳期妇女慎用。④双侧肾动脉狭窄或单侧功能性肾动脉狭窄、血容量不足、血管张力和肾功能主要依赖于RAAS、主动脉瓣狭窄或二尖瓣狭窄、肥厚型梗阻性心肌病、缺血性心血管疾病、原发性醛固酮增多患者、18岁以下患者慎用。

【制剂和用法】 片剂/胶囊剂:20mg,40mg,80mg。口服,应个体化给药,成人,常用初始剂量为每次 40mg,1 日 1 次。在 20～80mg 的剂量范围内,其降压效果与剂量有关。若用药后没有达到理想血压,可加大药物剂量,最大剂量为每日 80mg,1 日 1 次。

厄贝沙坦

厄贝沙坦(Irbesartan)为特异性血管紧张素Ⅱ受体(AT$_1$型)拮抗剂,化学结构如下:

【其他名称】 邦坦,伊贝沙坦,安博维。

【药理作用】 本药与血管紧张素Ⅱ受体 AT_1 型受体具有高度亲和力,阻断血管紧张素Ⅱ受体(AT_1型),从而产生减轻血管紧张素的缩血管作用和促增生作用。致血浆肾素和血管紧张素Ⅱ水平升高和血浆醛固酮水平降低。对正常人的血钾水平影响较小。对ACE无抑制作用。

【临床应用】 主要用于原发性高血压的治疗,也可用于高血压的Ⅱ型糖尿病肾病的治疗。

【不良反应】 ①常见的不良反应有眩晕、恶心、呕吐、疲劳、血浆肌酸激酶水平明显增加、体位性低血压、骨骼肌疼痛等。②少见或罕见的不良反应有心动过速、颜面潮红、咳嗽、胸痛、高血钾、耳鸣、味觉缺失、头痛、肝功能异常、肌痛、关节痛和肾功能损伤等。

【注意事项】 ①肾功能不全和心力衰竭患者可出现高钾血症。②对进行血液透析和年龄超过 75 岁的老年患者,起始剂量可用75mg。③可引起高血钾症,慎与保钾利尿药、钾离子补充药、含钾的盐代替品或其他升高血钾药(如肝素)合用。④血容量不足,正服用利尿药、饮食中严格限盐以及腹泻呕吐而使血容量不足的患者,在服用本药时可发生症状性低血压,特别是在首剂服药后。⑤儿童慎用。妊娠和哺乳期妇女禁用。

【制剂和用法】 片剂:150mg,300mg。口服,成人,初始剂量为每日 150mg,1 日 1 次。对某些特殊的病人,特别是进行血液透析和年龄超过 75 岁的老年患者,起始剂量可用 75mg。如每日 150mg 不能有效控制血压,可增加到每日 300mg 或合用小剂量噻嗪类利尿药。

坎地沙坦

坎地沙坦(Candesartan)的化学结构如下：

【**药理作用**】 临床常用坎地沙坦酯(Candesartan cilexetil)，口服吸收后分解为有活性的坎地沙坦。坎地沙坦为长效的血管紧张素Ⅱ受体(AT_1型)拮抗剂，具有选择性高、作用强的特点。$t_{1/2}$为3～11小时，1日可服1次，作用可维持24小时。

【**临床应用**】 主要用于治疗原发性高血压。

【**不良反应**】 ①胃肠道反应有胃部不适、恶心、呕吐、食欲不振、剑突下疼痛、口腔炎等。②心血管系统可见头晕、心悸、发热等。③精神神经系统反应有头痛、头重、失眠、嗜睡、倦怠、乏力等。④血液系统可出现贫血、白细胞减少或增多、嗜酸性粒细胞增多、血清总蛋白减少和血钾、总胆固醇、肌酸磷酸激酶、尿酸升高等。⑤其他不良反应有转氨酶升高、皮疹、瘙痒、血管神经性水肿、蛋白尿、鼻出血和尿频等。

【**注意事项**】 同替米沙坦和厄贝沙坦。

【**制剂和用法**】 片剂/胶囊剂：4mg，8mg，12mg。口服，成人，每次4～8mg，1日1次。必要时，可增加剂量到每次12mg，1日1次，也可与氨氯地平、氢氯噻嗪等药物合用。中、重度肝、肾功能不全的患者应调整剂量。

非洛地平

非洛地平（Felodipine）为二氢吡啶类钙通道阻滞剂，化学结构如下：

【其他名称】 费乐地平，二氯苯地平。

【药理作用】 通过阻断血管平滑肌和心肌细胞电压依赖性钙通道，从而扩张血管，降低全身及冠状血管阻力，使血压下降。对血管平滑肌的作用强于心肌。降压作用与用药剂量相关，并伴有反射性心率加快，β受体阻断药可对抗此作用。

【临床应用】 主要用于治疗高血压、缺血性心肌病和心力衰竭。

【不良反应】 常用量不良反应较轻。最常见的不良反应是踝关节水肿，是由外周血管扩张引起的，与剂量相关。开始治疗时可出现颜面潮红、头痛、心悸、头晕、疲劳等。偶尔出现意识错乱和睡眠障碍。也可引起齿龈增生、糖尿病、血管性水肿、光敏反应、转氨酶升高、尿频和性功能障碍等。

【注意事项】 ①老年人和肝功能不全的患者需调整剂量。②妊娠和哺乳期妇女慎用。③对本药过敏、失代偿性心衰、急性心肌梗死、不稳定性心绞痛患者禁用。

【制剂和用法】 片剂：5mg。缓释片：2.5mg，5mg。①高血压：起始剂量为每日 5mg，1 日 1 次。维持剂量为 5～10mg，1 日 1 次。剂量调整间隔时间一般不少于 2 周。②心绞痛：起始剂量为每日 5mg，1 日 1 次。维持剂量为 5～10mg，1 日 1 次。

氨氯地平

氨氯地平(Amlodipine)为二氢吡啶类钙通道阻滞剂,化学结构如下:

$$\text{H}_3\text{COOC} \cdots \text{COOC}_2\text{H}_5$$
$$\text{H}_3\text{C} \cdots \text{CH}_2\text{OCH}_2\text{CH}_2\text{NH}_2$$

(结构式:2-氯苯基取代的1,4-二氢吡啶环,3-位为H₃COOC,5-位为COOC₂H₅,6-位为H₃C,2-位为CH₂OCH₂CH₂NH₂)

【其他名称】 阿莫洛地平,安洛地平,络活喜,ISTIN,Norvasc。

【药理作用】 阻断血管平滑肌和心肌细胞电压依赖性钙通道,扩张全身及冠状血管,增加冠状动脉血流量,降低血压。对血管平滑肌的选择作用更强。产生作用缓慢,持续时间长,$t_{1/2}$约为30小时,故1日服1次即可。

【临床应用】 主要用于治疗高血压和心绞痛。

【不良反应】 主要不良反应有水肿、眩晕、头痛、颜面潮红、心悸、腹痛、恶心、嗜睡等。也可引起虚弱无力、全身不适、出汗增加、肌张力增高、周围神经病变、血小板减少性紫癜、脱发、耳鸣和尿频等。

【注意事项】 ①对二氢吡啶类药物过敏者禁用。②与β受体阻断药合用可引起低血压,严重者可发生充血性心力衰竭。③儿童、妊娠和哺乳期妇女慎用。

【制剂和用法】 片剂:2.5mg,5mg,10mg。口服,成人,初始剂量为每次5mg,1日1次。根据患者的临床反应,可调整剂量至每次10mg,1日1次。最大日剂量为每日10mg。伴有肝功能不全的患者,初始剂量为每次2.5mg,1日1次。一般剂量的调整需在7~14天后进行。本药与噻嗪类利尿药、β受体阻断药和ACEI合用时,不需要调整剂量。

左旋氨氯地平

左旋氨氯地平(Levamlodipine)为二氢吡啶类钙通道阻滞剂，为氨氯地平的左旋体，化学结构如下：

【其他名称】 施慧达。

【药理作用】 同氨氯地平。

【临床应用】 主要用于治疗高血压和心绞痛。

【不良反应】和【注意事项】 同氨氯地平。

【制剂和用法】 片剂：2.5mg。口服，成人，初始剂量为每次2.5mg，1日1次。根据患者的临床反应，可调整剂量至每次5mg，1日1次。最大日剂量为每日5mg。本药与噻嗪类利尿药、β受体阻断药和ACEI合用时，不需要调整剂量。

美托洛尔

美托洛尔(Metoprolol)为 β_1 受体阻断药，化学结构如下：

【其他名称】 甲氧乙心安，美多心安，美多洛尔，美他新。

【药理作用】 为 β_1 受体阻断药，有较弱的膜稳定作用，无内在拟交感活性。对心脏的选择性作用较强，较大剂量对血管和支气管平滑肌也有作用。通过阻断 β_1 受体产生减慢心率、减少心输出量、降低收缩压(立位和卧位血压均可降低)、减慢房室传导、减少窦性心率的作用。

【临床应用】 主要用于治疗各型高血压和心绞痛。也可用于心力衰竭的治疗。静脉注射给药对心律失常特别是室上性心律失常有效。

【不良反应】 ①常见不良反应有疲劳、头痛、头晕、肢端发冷、心动过缓、心悸、腹痛、恶心、呕吐、腹泻、便秘等。②少见和罕见的不良反应有多汗、脱发、味觉改变、血小板减少、房室传导时间延长、心律失常、水肿、抑郁、精神错乱、记忆力损害、焦虑、视觉损害、眼干、眼刺激、耳鸣、皮肤过敏、光敏反应等。

【注意事项】 ①哮喘患者不宜大剂量使用,应用一般剂量时也分为3~4次服用。②接受β_1受体阻断药治疗的患者不可静脉给予维拉帕米。③本药撤药时应尽可能逐渐减量,整个撤药过程至少用2周时间,剂量逐渐减少,直到最后减至25mg。④使用本药时可能会发生疲劳和眩晕,驾驶和操作机械者慎用。⑤儿童、妊娠和哺乳期妇女慎用。Ⅱ、Ⅲ度房室传导阻滞、严重窦性心动过缓、低血压、孕妇及对洋地黄无效的心力衰竭患者禁用。

【制剂和用法】 片剂:25mg,50mg,100mg。注射剂:2mg(2ml),5mg(5ml)。缓释片:100mg,200mg。复方制剂:Logroton。片剂:每片含美托洛尔100mg,氯噻酮25mg。口服,个体差异大,故需剂量个体化,以避免心动过缓的发生。①高血压:初始剂量为每日100mg,维持量为每日100~200mg,必要时可增加至每日200mg,分1~2次服用。②急性心肌梗死:早期(最初的几小时内)使用,可先静脉注射1次2.5~5mg,2分钟内注射完,每5分钟1次,共3次,剂量为10~15mg。之后15分钟开始口服25~50mg,每6~12小时1次,共24~48小时,然后口服1次50~100mg,1日2次。③心力衰竭:应在使用洋地黄和(或)利尿药等抗心力衰竭药的基础上使用本药,初始剂量为每次6.25mg,1日2~3次。以后视临床情况每数日至1周1次增加剂量6.25~12.5mg,1日2~3次,最大剂量可用至1次50~100mg,1日2次。最大日剂量不应超过300~400mg。

比索洛尔

比索洛尔(Bisoprolol)为 β_1 受体阻断药,化学结构如下:

$$OH-CH_2-CH(OH)-CH_2-NH-CH(CH_3)-CH_2-O-CH_2-CH_2-O-CH(CH_3)_2 \cdot 1/2\ HOOC-CH=HC-COOH$$

【其他名称】 博苏,Concor,Emcor,Euradal。

【药理作用】 比索洛尔为选择性 β_1 受体阻断药,无内在拟交感活性和膜稳定作用。对心脏的选择性作用较强,为普萘洛尔的 4 倍,为美托洛尔的 5~10 倍。对支气管和血管平滑肌及调节代谢的 β_2 受体仅有很低的亲和力,因此,通常不会影响呼吸道阻力和 β_2 受体调节的代谢效应。比索洛尔在超出治疗剂量时仍具有 β_1 受体的选择性作用。

【临床应用】 主要用于治疗高血压和心绞痛。也可用于心力衰竭的治疗,但对于伴有心室收缩功能减退(射血分数≤35%,根据超声心动图确定)的中度至重度慢性心力衰竭,在使用本药前,需要遵医嘱接受 ACEI、利尿药和选择性使用强心苷类药物治疗。

【不良反应】 ①常见不良反应有眩晕、头痛、心动过缓、心力衰竭加重(在慢性心力衰竭患者中)、肢端冷感或麻木、恶心、呕吐、腹痛、腹泻、便秘等。②不常见或罕见的不良反应有抑郁、幻觉、结膜炎、听觉障碍、房室传导阻滞、心动过缓、体位性低血压、过敏性鼻炎、肌肉无力、功能障碍、脱发、转氨酶升高、瘙痒、皮疹、红斑等。

【注意事项】 ①比索洛尔治疗慢性心力衰竭必须从特殊的剂量递增开始,同时进行定期的监测。②对血糖波动较大糖尿病患者,可能会掩盖低血糖症状。③可增加机体对过敏原的敏感性和加重过敏,因此,有严重过敏史患者慎用。④用药过程中不得突然停药,防止停药反跳的发生。⑤可引起或加重皮癣或导致皮癣样皮疹,因此,牛皮癣患者或有牛皮癣家族病史的患者慎用。⑥儿童、妊娠和哺乳期妇女慎用。⑦急性心衰、心源性休克、病窦综合征、房室传导阻滞、心动过缓(心率少于60次/分)、严重支气管哮喘或慢性肺梗阻的患者、外周动脉阻塞型疾病晚期、雷诺病综合征患者、未经治疗的嗜铬细胞瘤患者和对比索洛尔及其衍生物过敏者禁用。

【制剂和用法】 片剂/胶囊剂:2.5mg,5mg。本药应在早晨进餐前服用,用水送服,不应咀嚼。①高血压和心绞痛:通常每次5mg,1日1次。轻度高血压患者可从2.5mg开始治疗,如效果不明显,可逐渐增加剂量至每次10mg,1日1次。②慢性心力衰竭:建议的用药方案是:从1.25mg开始,1日1次,用药1周;如耐受性良好,则增加剂量至2.5mg,1日1次,继续用药1周;如耐受性良好,则增加剂量至3.75mg,1日1次,继续用药1周;如耐受良好,则增加剂量至5mg,1日1次,继续用药4周;如耐受良好,则增加剂量至7.5mg,1日1次,继续用药4周;如耐受良好,则增加剂量至10mg,1日1次,作为维持治疗。

吲达帕胺

吲达帕胺(Indapamide)是一种带有吲哚环的磺胺类衍生物,化学结构如下:

【其他名称】 寿比山、吲达胺、吲满胺、钠催离、Iindamol、Olzol、Lozide。

【药理作用】 具有利尿作用和钙拮抗作用,是一种新的强效、长效降压药。①对血管平滑肌具有较高的选择性,通过阻滞 Ca^{2+} 内流使外周血管扩张,血压下降。②抑制肾小管对 Na^+ 重吸收,增加尿液中 Na^+ 和 Cl^- 的排泄量,并能增加 K^+ 和 Mg^{2+} 的排泄量,产生利尿作用。③可刺激前列腺素 PGE_2 和前列环素 PGI_2 的合成,促进血管扩张和抗血小板聚集。④具有逆转左心室肥厚的作用。本药对血管平滑肌的作用大于利尿作用,但不致引起体位性低血压、心动过速和颜面潮红等。

【临床应用】 对轻、中度原发性高血压具有良好效果。单独服用降压效果显著,不必加用其他利尿剂。可与β受体阻断药合并应用。

【不良反应】 ①一般反应有恶心、眩晕、疲劳、头痛、口干和感觉异常等。②常见高钾血症。大剂量长期使用或与螺内酯合用,可出现血钾过高现象,停药后症状可逐渐消失。③过敏反应有皮肤过敏,出现皮疹、紫癜等。④血液系统反应有血小板减少、白细胞减少、粒细胞缺乏、溶血性贫血等,也可出现低血钾、低血钠、血容量减少等。

【注意事项】 ①口服剂量每日不应超过 2.5mg。因增加剂量不会提高疗效,反而会增加药物的副作用。②服用本药,可增加痛风发作的可能性,应根据血液中尿酸的含量调整给药剂量。③用药期前后要进行血钠、血钾、血钙、血糖等测定,根据具体情况进行合理用药。④含有的活性成分可能会导致兴奋剂检测阳性,运动员慎用。⑤儿童、妊娠和哺乳期妇女慎用。⑥对磺胺类药过敏、严重肾功能不全、肝性脑病或严重肝功能不全、低血钾者禁用。

【制剂和用法】 片剂:2.5mg。口服,1 日 2.5mg,1 日 1 次,最好早晨服用。口服剂量每日不应超过 2.5mg。

卡维地洛

卡维地洛(Carvedilol)的化学结构如下:

【其他名称】 络德。

【药理作用】 本药兼有 α_1 和非选择性 β 受体的阻滞作用,无内在的拟交感活性。阻断 α_1 受体,产生扩张血管、降低外周阻力的作用;非选择性阻断 β 受体,产生抑制肾素分泌,阻断 RAAS,产生降压作用。卡维地洛降压作用迅速,可长时间维持降压作用。对左室射血分数、心功能、肾功能、肾血流量、外周血流量、血浆电解质和血脂水平没有影响。不影响心率或使其稍慢,极少产生水钠潴留。

【临床应用】 主要用于原发性高血压和有症状的心力衰竭的治疗。可单独或与其他抗高血压药联合应用。

【不良反应】 ①常见不良反应有头晕、头痛、房室传导阻滞、心动过缓、低血压、恶心、呕吐、腹痛、腹泻、便秘、下肢水肿、背痛、关节痛、使原有间歇性跛行或雷诺现象患者的症状加重等。②不常见或罕见的不良反应有肝肾功能异常、心肌缺血、脑血管障碍、偏头痛、脱发、剥脱性皮炎、听力下降、全血细胞减少等。

【注意事项】 ①口服本药如出现肝功能障碍的首发症状,如瘙痒、尿色加深、持续性食欲缺乏、黄疸等,必须进行实验室检查。如证实存在肝损害,必须立即停药。②具有 β 受体的阻滞作用,不能突然停药。③本药可导致心动过缓,当心率小于 55 次/分时,必须减量。④因首次服用易产生低血压、晕厥等现象,从事驾驶和机械操作者慎用。⑤儿童、年龄低于 18 岁的青少年、妊娠和哺乳期妇女慎用。

【制剂和用法】 片剂:3.125mg,6.25mg,10mg,12.5mg,20mg,25mg。①高血压:开始 2 日时 1 次 12.5mg,1 日 1 次,以后 1 次 25mg,1 日 1 次。最大剂量为 1 日 50mg,分 1~2 次服用。②有症状的心力衰竭:起始剂量为 3.125mg,1 日 2 次。每隔 2 周渐增剂量,直至 1 次 25mg,1 日 2 次。剂量必须增加到患者能耐受的最高限度。体重小于 85kg 者,1 次最大剂量为 25mg;体重大于 85kg 者,1 次最大剂量为 50mg。卡维地洛停药超过 2 周后再次用药,方法同上。

二、调血脂药

阿托伐他汀钙

阿托伐他汀钙(Atorvastain calcium)的化学结构如下:

【其他名称】 阿乐,ALE。

【药理作用】 为羟甲基戊二酸单酰辅酶 A (β-hydroxyl-β-methyl-glutaryl-CoA) HMG-CoA 还原酶的抑制药,为他汀类 (Statins)药物。口服迅速吸收,1~2 小时达到血药浓度高峰,经肝药酶 P_{450} 代谢后,其活性代谢物仍有 70% 抑制 HMG-CoA 还原酶的活性。HMG-CoA 还原酶是限速酶,主要功能是催化 HMG-CoA 转化为甲基戊酸(Mevalonate,为胆固醇的前体物),促进胆固醇的合成。因此,抑制 HMG-CoA 还原酶可使内源性胆固醇合成减少。胆固醇合成减少,可触发肝脏代偿性地增加 LDL 受体的合成,从而增加肝脏对 LDL 的摄取,使血脂下降,降低血浆中的 TC、LDL、VLDL 的水平,也能降低 TG 和提高 HDL 水平。

【临床应用】 主要用于原发性胆固醇血症、混合型高脂血症、饮食控制无效的杂合子家族型高胆固醇血症的治疗。也可用于冠心病和脑卒中的防治。

【不良反应】 ①常见有胃肠道不适,表现为便秘、胃胀气、消化不良、腹痛等。也可出现头痛、头晕、感觉异常、失眠、皮疹、瘙痒、视物模糊、味觉障碍等。②少见厌食、呕吐、血小板减少、脱发、高糖血症、低糖血症、胰腺炎、外周神经病、阳痿等。③罕见肝炎、胆汁淤积性黄疸、肌炎、肌痛、横纹肌溶解(表现为肌肉疼痛、乏力、发热,并伴有血肌酸激酶升高、肌红蛋白尿等)。

【注意事项】 ①儿童中使用经验仅限于少数严重血脂紊乱者。尚无对儿童生长发育的安全性资料。②对有弥漫性的肌痛、肌软弱、肌酸激酶(CK)升高至大于正常值10倍以上的患者,应考虑为肌病,须立即停止使用本药。③大量饮酒、有肝病史患者慎用。④对本药过敏、活动性肝脏疾病、血清ALT、AST持续超过正常值上限3倍且原因不明者禁用,肌病、妊娠和哺乳期妇女禁用。

【制剂和用法】 片剂:10mg,20mg。胶囊剂:10mg。①原发性高胆固醇血症和混合型高脂血症:初始剂量为1日10mg。②杂合子型家族性高胆固醇血症:初始剂量为逐步增加剂量(间隔4周)至40mg,如疗效仍不满意,可将剂量增加至1次80mg,1日1次或加用胆酸螯合剂。③纯合子型家族性高胆固醇血症:1次10~80mg,1日1次。④预防性用于存在冠心病危险因素的患者:1日10mg,1日1次。⑤儿童:推荐初始剂量为1日10mg,最大剂量为1日80mg。

瑞舒伐他汀钙

瑞舒伐他汀钙(Rosuvastain calcium)为氨基嘧啶类衍生物,化学结构如下:

【其他名称】 可定,CRESTOR。

【药理作用】 为HMG-CoA还原酶的抑制药,其IC_{50}为5.4mmol/L,比其他类他汀类药物如普伐他汀(44.1mmol/L)、氟伐他汀(27.6mmol/L)、辛伐他汀(11.2mmol/L)、阿托伐他汀(8.2mmol/L)的作用均强,抑制时间也较长。其抑制胆固醇合成的

第五章 心血管系统疾病用药

IC_{50} 为 0.16mmol/L，明显强于其他他汀类药物（1.16mmol～6.93mmol/L），是阿托伐他汀的 7 倍。能增加肝细胞表面 LDL 受体的数量，由此增强对 LDL 的摄取和分解代谢，并抑制 VLDL 的合成，从而减少 LDL 和 VLDL 颗粒数量。也可以降低总胆固醇、TG、ApoB 和升高 HDL 的水平。

【临床应用】 主要用于经饮食控制和其他药物治疗（如运动治疗、减轻体重）仍不能控制的原发性高胆固醇血症（Ⅱa 型）、成人混合型血脂异常症（Fredrickson type Ⅱa/Ⅱb 型）、高甘油三酯血症。

【不良反应】 ①常见有头痛、头晕、便秘、恶心、腹痛、肌痛等。②少见瘙痒、皮疹、荨麻疹等。③罕见过敏反应包括血管神经性水肿、肌病和横纹肌溶解、转氨酶升高、关节痛。④极罕见多发性神经病、黄疸、肝炎等。

【注意事项】 ①对有弥漫性的肌痛、肌软弱、肌酸激酶（CK）升高至大于正常值 10 倍以上患者，应考虑为肌病，须立即停止使用本药治疗。②为避免严重不良反应的发生，开始治疗时应根据病情使用小剂量，从 5～10mg 开始，可在治疗 4 周后调整剂量至高一级水平，逐渐增加至 20～40mg。③大量饮酒、有肝脏疾病、本人或家族中有遗传性肌肉疾病、既往有其他 HMG-CoA 还原酶的抑制药或贝丁酸类肌肉毒性史、年龄大于 70 岁、同时使用贝丁酸类药物者慎用。④对本药过敏、活动性肝脏疾病、血清 ALT、AST 持续超过正常值上限 3 倍且原因不明者，严重肾功能不全的患者（肌酐清除率小于每分钟 30ml）者，同时使用环孢素者，肌病、妊娠和哺乳期妇女禁用。

【制剂和用法】 片剂/胶囊剂：5mg，10mg，20mg。口服，初始剂量为 1 次 5mg，1 日 1 次。对于需要更强效地降低 LDL-C 的患者，初始剂量可考虑为 1 次 10mg，1 日 1 次。根据病情需要，可在治疗 4 周后调整剂量，1 日最大剂量为 20mg。

非诺贝特

非诺贝特(Fenofibrate)为苯氧酸类(Fibric acid)药物,化学结构如下:

$$\text{Cl}-\underset{}{\bigcirc}-\text{CO}-\underset{}{\bigcirc}-\text{O}-\underset{\underset{CH_3}{|}}{\overset{\overset{CH_3}{|}}{C}}-\text{COOCH}\underset{\underset{CH_3}{}}{\overset{\overset{CH_3}{}}{<}}$$

【其他名称】 利必非,立脂平,普鲁脂平,苯酰降脂丙酯,Procetofeme。

【药理作用】 为苯氧酸类血脂调节药物,又称贝特类(Fibrates)药。能抑制胆固醇和甘油三酯的合成,增加固醇类的排泄,具有显著的降低胆固醇和甘油三酯的作用。并具有降低血浆纤维蛋白原的含量和血小板的黏性、减少血栓形成的作用。

【临床应用】 主要用于高胆固醇血症、高甘油三酯血症及混合型高脂血症的治疗。

【不良反应】 少数患者服药后出现胃肠道不适、嗳气、一过性血清转氨酶和血尿素氮升高等。偶有口干、胃纳减退、大便次数增加、腹胀、皮疹、头痛、眩晕和疲乏等。罕见肌炎、肌痛和明显的血肌酸磷酸激酶升高等。

【注意事项】 ①当 ALT、AST 升高至正常值 3 倍以上时,应停止治疗。②出现可疑肌病或肌酸磷酸激酶明显升高的患者,应停止使用本药。③肾功能不全患者应根据肾肌酐清除率减低本药剂量。④用药期间应定期检查全血象、血小板计数、肝功能、血脂等。⑤严重肾功能不全、原发性胆汁性肝硬化、长期肝功能不全、原有胆囊病者,对本药过敏者禁用。儿童、妊娠和哺乳期妇女禁用。

【制剂和用法】 片剂/胶囊剂:100mg,200mg。微粒化胶囊:100mg,160mg,200mg。缓释胶囊:250mg。①片剂、胶囊剂:1 次 100mg,1 日 3 次。维持量为 1 次 100mg,1 日 1~2 次。用餐时服用。②微粒化胶囊:1 次 160mg 或 200mg,1 日 1 次。不可嚼服。③缓释胶囊:1 次 250mg,1 日 1 次。不可掰开或嚼服。

吉非贝齐

吉非贝齐(Gemfibrozil)为非氯化的苯氧酸类(Fibric acid)药物,化学结构如下:

$$\text{2,5-(CH}_3)_2\text{C}_6\text{H}_3\text{-OCH}_2\text{CH}_2\text{CH}_2\text{-C(CH}_3)_2\text{-COOH}$$

【其他名称】 博利脂,吉非洛齐,吉非罗齐,二甲苯氧戊酸,诺衡,Lopid,GEM,Ipolipid。

【药理作用】 能降低 VLDL 的合成,增加肝外脂蛋白酶活性,促进 VLDL 分解而使甘油三酯减少。并能抑制肝脏的甘油三酯酯酶的活性,使 HDL 含量增加。

【临床应用】 主要用于饮食控制、减轻体重无效的Ⅳ、ⅤⅡ型高脂血症,饮食控制、减轻体重和其他药物治疗无效的Ⅱb型高脂血症。

【不良反应】 主要有胃肠道反应和乏力。少数人可出现一过性血清转氨酶升高,停药后可恢复。

【注意事项】 ①使用本药治疗 3 个月后,如无效则应停药。②用药后患者出现胆石症、肝功能显著异常、可疑的肌病症状(如肌痛、触痛和乏力),或血肌酸磷酸激酶显著升高,应停药。③用药期间应定期检查全血象、血小板计数、肝功能、血脂和血肌酸磷酸激酶等。⑤严重肝肾功能不全、原发性胆汁性肝硬化、原有胆囊病者,对本药过敏者禁用。妊娠和哺乳期妇女禁用。

【制剂和用法】 片剂:0.15g。胶囊剂:0.3g。口服,1 次 0.3～0.6g,1 日 2 次,早餐及晚餐前 30 分钟服用。

三、其他药物

前列地尔

前列地尔（Alprostadil）为前列腺素 E_1，化学结构如下：

【药理作用】 前列地尔注射剂是以脂微球为药物载体，供静脉注射用的制剂。脂微球包裹使前列地尔不易失活，且具有易于分布到受损血管部位的靶向特性，从而发挥扩张血管、抑制血小板聚集的作用。本药还具有稳定肝细胞膜和改善肝功能的作用。

【临床应用】 主要用于：①慢性动脉闭塞症（血栓闭塞性脉管炎、闭塞性动脉硬化症等）引起的四肢溃疡，微小血管循环障碍引起的四肢静息疼痛。②脏器移植术后抗栓治疗，抑制移植后血管内血栓的形成。③改善心、脑血管微循环障碍。④动脉导管依赖性先天性心脏病，用以缓解低氧血症，保持导管血流以等待时机手术治疗。⑤慢性肝炎的辅助治疗。

【不良反应】 ①注射部位可出现血管疼、血管炎、发红，偶见发硬、瘙痒等。②消化系统可出现腹泻、腹胀，偶见腹痛、食欲不振、呕吐、便秘、转氨酶升高等。③循环系统可出现心衰和肺水肿加重、胸部发紧感、血压下降等症状。一旦出现，应立即停药。偶见颜面潮红、心悸。④精神和神经系统可出现头痛、头晕、发热、疲劳感，偶见发麻。⑤其他如视力下降、口腔肿胀感、脱发、四肢疼痛、浮肿，偶见嗜酸性粒细胞增多、白细胞减少、荨麻疹、过敏性休克。

【注意事项】 ①本药应遮光，在 0～5℃ 保存，避免冻结。不能使用冻结的药品。②出现不良反应时，应采取减慢给药速度、停止给药等适当措施。③心衰、青光眼、胃出血间质炎肺炎等疾病患者慎用。对本药过敏、严重心衰、妊娠或可能妊娠的妇女禁用。

【制剂和用法】 注射剂：5μg(1ml)，10μg(2ml)。成人，5～10μg加入到5%葡萄糖溶液或0.9%生理盐水溶液中，缓慢静注，或稀释后缓慢静脉滴注。

甲钴胺

甲钴胺(mecobalamin)是含有金属钴的化合物，化学结构如下：

【其他名称】 弥可保，Methycobal。

【药理作用】 为一种内源性的辅酶 B_{12}，参与一碳单位循环，在由同型半胱氨酸合成蛋氨酸的转甲基反应过程中起重要作用。比氰钴胺(维生素 B_{12})易于进入神经元细胞器，参与脑细胞和脊髓神经元胸腺嘧啶核苷的合成，促进叶酸的利用和核酸、蛋白质的合成；促进轴索内输送和轴索的再生；促进髓鞘的磷脂酰胆碱合成；能使神经传导延迟和神经传导物质的减少恢复正常；促进正红母细胞的成熟、分裂，增加红细胞的产生，改善贫血状态。

【临床应用】 主要用于治疗维生素 B_{12} 缺乏引起的巨幼红细胞性贫血，也用于周围神经病。

【不良反应】 主要有食欲不振、恶心、呕吐、腹泻等，偶有头痛、发热感、出汗，肌内注射部位疼痛和出现硬结等。少见过敏反应表现为皮疹、血压下降、呼吸困难等。

【注意事项】 ①如服用本药1个月以上无效，则无需继续用药。

②应避免同一部位反复肌内注射;避免神经分布密集的部位注射;针扎时如有剧痛、血液逆流的情况,应立即拔出针头,更换注射部位。③老年人因肝、肾等功能减退,应酌情减少用量。④妊娠和哺乳期妇女慎用。对本药过敏者禁用。

【制剂和用法】 片剂:0.5mg。注射剂:500μg(1ml)。口服,成人,1次0.5mg,1日3次,可根据年龄、症状等酌情增减。肌内注射或静脉注射。①成人巨幼红细胞性贫血:1次500μg,1日1次,隔日1次。给药2个月后,可维持治疗,1次500μg,每1～3月给药1次。②周围神经病:成人,1次500μg,1日1次,1周3次,也可根据年龄、症状等酌情增减。

亚叶酸钙

亚叶酸钙(Calcium folinate)是叶酸还原型的甲酰化衍生物,化学结构如下:

【其他名称】 甲酰四氢叶酸钙,甲叶钙,CF,Calcium Leucovo-rin。

【药理作用】 叶酸在小肠细胞内经二氢叶酸还原酶还原并甲基化,转变为甲基四氢叶酸,然后作为辅酶参与体内嘌呤和嘧啶核苷酸的合成及某些氨基酸的转化。本药是由叶酸在体内活化而形成的,二氢叶酸进入体内后通过二氢叶酸还原酶的作用,转变为THF,从而参与一碳基团的传递,促进核苷酸、DNA、RNA和蛋白质的合成。

与5-FU合用可增强其效果。因在DNA合成过程中,脱氧尿苷酸(dUMP)需在胸苷酸合成酶(TMPS)的催化下接受 THF 转来的甲基形成脱氧胸苷酸(dTMP),这时,需要二氢叶酸还原酶使二氢叶酸转变为 THF。5-FU 进入体内先变为氟尿嘧啶脱氧核苷酸,抑制 TMPS 酶,氟尿嘧啶脱氧核苷酸与 TMPS 酶的结合力与 THF 的浓度成正比,提高 THF 的供给,可使 5-FU 抑制 TMPS 酶的作用增强。

【临床应用】 ①叶酸拮抗药(甲氨喋呤、乙胺嘧啶、甲氧苄啶等)的解毒剂。②预防甲氨喋呤过量或大剂量治疗所引起的严重毒性作用。③用于叶酸缺乏所引起的巨幼红细胞性贫血的治疗。④与 5-FU 合用治疗晚期结肠、直肠癌。

【不良反应】 很少见,偶见皮疹、荨麻疹或哮喘等过敏反应。大剂量给药时胃部有不适感。

【注意事项】 ①本药含有钙离子,静脉注射时每分钟不得超过 160mg。②大剂量叶酸可对抗苯巴比妥、苯妥英钠和扑痫酮的抗癫痫作用,可使癫痫的发作频率增加。服用抗癫痫药的儿童慎用。③禁止鞘内注射本药。④妊娠和哺乳期妇女慎用。恶性贫血、维生素 B_{12} 缺乏引起的巨幼红细胞性贫血患者禁用。

【制剂和用法】 注射剂:3mg,5mg,15mg,25mg,100mg,300mg。①巨幼红细胞性贫血:一般每日肌内注射 1mg,1 日 1 次。②抗叶酸代谢药中度中毒:肌内注射,1 次 6~12mg,每 6 小时 1 次,共 4 次。静脉滴注,75mg 于 12 小时内滴注完毕,随后改为肌内注射。③白细胞减少症:肌内注射,每次 3~6mg,1 日 1 次。④与 5-FU 合用治疗晚期结肠、直肠癌:方案一,缓慢静脉注射本药 200mg/m² (不少于 3 分钟)后,接着用 375mg/m² 5-FU 静注。方案二,静脉注射本药 20mg/m² 后,接着用 425mg/m² 5-FU 静注。1 日 1 次,连续 5 日为 1 个疗程,间隔 4 周,用 2 个疗程。根据毒性反应的恢复情况,每隔 4~5 周重复 1 次。

包醛氧淀粉

包醛氧淀粉(Coated aldehyde oxystarch)为尿素氮的吸附剂。

【其他名称】 析清。

【药理作用】 为尿素氮吸附药。胃肠道中的氨、氮可通过复醛处理,与氧化淀粉中的醛基结合成席夫碱络合物从粪便中排出,故能代偿肾功能,降低血液中非蛋白氮和尿素,从而发挥治疗作用。由于本药中氧化淀粉的醛基不和胃肠道直接接触,消除了服用氧化淀粉所发生的不良反应。

【临床应用】 主要用于治疗各种原因造成的氮质血症。

【不良反应】 个别患者服药后偶见胃肠道反应。

【注意事项】 ①本药服用后在胃肠道内不被吸收。②服用本药期间要适当控制蛋白质的摄入量,如能配合低蛋白饮食,则有助于提高疗效。③药品内容物受潮发霉后勿再服用。

【制剂和用法】 胶囊剂:0.625g。粉剂:5g。口服,餐后用温开水送服,1次服用粉剂5~10g,1日2~3次。服用胶囊剂,1次8~16粒,1日2~3次。

羟乙基淀粉

羟乙基淀粉(Hydroxyethyl starch)为天然支链淀粉,经酸水解、羟乙基化后,再处理而得,包括中分子羟乙基淀粉200/0.5和中分子羟乙基淀粉130/0.4。羟乙基淀粉是血浆容量扩充剂。

【其他名称】 贺斯,盈源,万汶。

【药理作用】 中分子羟乙基淀粉200/0.5每10个葡萄糖单位中约含有5个羟乙基基团,平均分子量为20万。摩尔取代级为0.5(克分子取代级 MS=0.5),有较强的容量扩充效应和较长的维持时间。

中分子羟乙基淀粉130/0.4是在中分子羟乙基淀粉200/0.5的基础上进行了进一步改良处理:适当减少分子量,平均分子量为13万。降低取代级,下降约20%,摩尔取代级为0.4(克分子取代级 MS=0.4)。通过改进,其安全性、耐受性、提高胶体渗透压的作用均有所改善。

【临床应用】 为血容量扩充药,用于治疗和预防与手术、创伤、感染、烧伤有关的血容量不足的休克;减少手术中对供血的需要,节约用血,如急性等容性血液稀释等;治疗性血液稀释,改善血液流变学指标,使红细胞聚集减少,血细胞和血液黏稠度下降,改善微循环。

【不良反应】 个别患者可出现过敏样反应和类似流感样的症状,出现心动过缓、心动过速、支气管痉挛、非心源性肺水肿。长期使用会出现皮肤瘙痒。极少数患者可能会出现肾区痛。

【注意事项】 ①大剂量输注可抑制凝血因子,特别是凝血因子Ⅷ的活性,出现一过性凝血时间延长。②使用本药后血清淀粉酶浓度可能会升高,干扰胰腺炎诊断,但不影响血型鉴定。③必须避免由于输注过快和用量过大导致的循环超负荷。④肝、肾功能不全者应监测肝功能。大剂量使用时,应监测血细胞比容和血浆蛋白浓度。⑤儿童、妊娠和哺乳期妇女慎用。⑥液体负荷过重如肺水肿、液体严重缺失、少尿或无尿的肾衰竭、接受透析的治疗者禁用。严重凝血障碍、严重充血性心力衰竭、严重高钠或高氯血症、颅内出血和对本药过敏者禁用。

【制剂和用法】 注射剂:6%中分子羟乙基淀粉 200/0.5 氯化钠注射液:500ml。10%中分子羟乙基淀粉 200/0.5 氯化钠注射液:500ml。6%中分子羟乙基淀粉 130/0.4 氯化钠注射液:250ml,500ml。①急性等容血液稀释(ANH):手术前即刻开展 ANH,按 1∶1 比例,每日剂量为(2~3)×500ml(6%),采血量为:(2~3)×500ml(自体血),输注速度为 15~30 分钟输注 1000ml,采血速度为 15~30 分钟采血 1000ml。②治疗性血液稀释:可分为等容血液稀释(放血)和高容血液稀释(不放血),按药物不同浓度,给药剂量每日可分为低(250ml)、中(500ml)、高(1000ml)三种,滴注速度为 0.5~2 小时 250ml,4~6 小时 500ml,8~24 小时 1000ml,建议治疗 10 日。③治疗和预防容量不足或休克(容量替代治疗):使用不同浓度中分子羟乙基淀粉溶液的最大剂量见下表。

不同浓度中分子羟乙基淀粉溶液最大剂量推荐表

浓度	最大剂量(日)	最大滴速(小时)
6%	33ml/kg	20ml/kg
10%	20ml/kg	20ml/kg

曲美他嗪

曲美他嗪(Trimetazidine)的化学结构如下：

$$\text{H}_3\text{CO}\underset{\text{H}_3\text{CO}}{\underset{|}{\bigcirc}}\overset{\text{OCH}_3}{\underset{}{-}}\text{CH}_2-\text{N}\bigcirc\text{NH}\cdot 2\text{HCl}$$

【其他名称】 万爽力,冠脉舒,心康宁,三甲氧苄嗪,Vasorel。

【药理作用】 具有对抗肾上腺素、去甲肾上腺素和加压素的功能,产生如下作用:①降低血管阻力,减轻心脏的前、后负荷。②增加冠状动脉血流量和周围循环血流量,促进心肌代谢和能量的产生。③增加心肌供氧量,降低心肌耗氧量,从而改善心肌氧的供需平衡。④能增加机体对强心苷的耐受性。

【临床应用】 主要用于:①心绞痛发作的预防性治疗。②眩晕和耳鸣的辅助性对症治疗。

【不良反应】 不良反应较少,极少数患者可发生过敏反应,出现皮疹等。罕见胃肠道反应如食欲不振、恶心、呕吐等。极罕见的反应有帕金森病症状,如震颤、强直和运动不能,停药后可恢复。

【注意事项】 ①此药不作为心绞痛发作时的对症治疗用药,也不适用于对不稳定型心绞痛或心肌梗死的初始治疗。②此药不应用于入院前或入院后最初几天的治疗。③儿童、妊娠和哺乳期妇女慎用。④对本药过敏者禁用,新近心肌梗死患者禁用。

【制剂和用法】 片剂:20mg。口服,每24小时给药60mg,每次20mg,1日3次,三餐时服用。3个月后评价治疗效果,若无治疗作用,可停药。

第六章 消化系统疾病用药

一、治疗胰腺炎药

乌司他丁

乌司他丁(Ulinastatin)是从新鲜人尿中提取、精制的一种能抑制多种蛋白水解酶活力的糖蛋白,属于蛋白酶抑制剂。其化学结构如下:

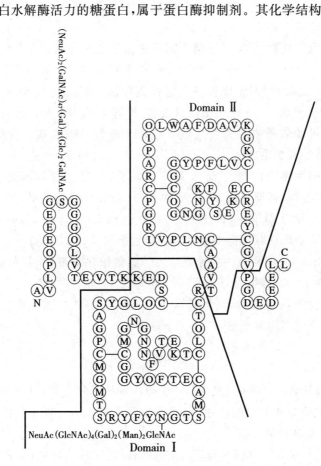

【其他名称】 天普洛安。

【药理作用】 具有抑制胰蛋白酶等各种胰酶活性的作用。尚有稳定溶酶体膜、抑制溶酶休酶的稀放、抑制心肌抑制因子产生等作用。

【临床应用】 主要用于：①急性胰腺炎、慢性复发性胰腺炎的治疗。②急性循环衰竭的抢救辅助用药。

【不良反应】 ①消化系统常见有恶心、呕吐、腹泻，偶见 AST、ALT 升高。②血液系统偶见白细胞减少或嗜酸粒细胞增多等。③注射部位可出现血管痛、发红等症状。④偶见过敏反应，表现为皮疹、瘙痒感等。

【注意事项】 ①本药溶解后需迅速使用。②使用过程中如患者出现过敏反应，应立即停止使用本药，并采取适当治疗措施。③用于急性循环衰竭时，不能代替一般的休克疗法，如输液、吸氧、外科处理、应用抗菌素等，一旦休克症状改善，即停止使用本药。④有药物过敏史、过敏体质或对食物过敏者慎用。妊娠及哺乳期妇女慎用。对本药过敏者禁用。

【制剂和用法】 注射剂：5 万 U，10 万 U。①急性胰腺炎、慢性复发性胰腺炎：初期每次 10 万 U 溶解于 500ml 5% 葡萄糖注射液或 0.9% 氯化钠注射液中，静脉滴注，每次静滴 1～2 小时，每日 1～3 次，以后随临床症状消退而减量。②急性循环衰竭：每次 10 万 U 溶解于 500ml 5% 葡萄糖注射液或 0.9% 氯化钠注射液中，静脉滴注，每次静滴 1～2 小时，每日 1～3 次，或每次 10 万 U 溶解于 5～10ml 0.9% 氯化钠注射液中，缓慢静脉推注，每日 1～3 次。并可根据年龄、症状等适当增减剂量。

奥曲肽

奥曲肽（Octreotide）为人工合成的八肽环状化合物，具有与天然内源性生长抑素类似的作用，但作用较强而持久，$t_{1/2}$ 较天然抑素长 30 倍，化学结构如下：

D-Phe-Cys-Phe-D-Trp-Lys-Thr-Cys-NHCH(CH_2OH)CHOHCH$_3$

【其他名称】 善得定,善宁,Sandostatin。

【药理作用】 本药具有多种生理活性。①抑制生长激素、促甲状腺素、胃肠道和胰内分泌激素的病理性分泌过多,对胰酶、胰高血糖素和胰岛素的分泌也具有抑制作用。②抑制胃酸、胃蛋白酶和胃泌素的分泌,改善胃黏膜的血流供应,对胃肠道黏膜有保护作用,并促进黏膜的修复。③降低胃运动和胆囊排空,抑制缩胆囊素、胰酶泌素的分泌,减少胰腺分泌,对胰腺实质细胞有直接的保护作用。④抑制胃肠蠕动,减少内脏血流量和降低门脉压力。⑤减少肠道过度分泌,并可增强肠道对水的吸收。

【临床应用】 主要用于:①重型胰腺炎、内镜逆行胰胆造影(ERCP)术后急性胰腺炎并发症。②应激性溃疡及消化道出血。③门脉高压引起的食管静脉曲张破裂出血。④缓解由胃、肠和胰内分泌系统肿瘤所引起的症状。⑤突眼性甲状腺肿和肢端肥大症。⑥胃肠道瘘管。⑦难治性腹泻。

【不良反应】 主要有注射部位疼痛、针刺感,一般可于15分钟后缓解。消化道不良反应有厌食、恶心、呕吐、腹泻、腹部痉挛疼痛等。偶见高血糖、胆结石、糖耐量异常和肝功能异常等。

【注意事项】 ①少数患者长期使用本药治疗可形成胆结石,故在治疗前和治疗后每6~12个月进行胆囊超声波检查1次。②本药可加重胰岛素瘤患者出现低血糖的程度,并延长低血糖反应的时间,应注意观察。③可减少环孢素的吸收,延缓西米替丁的吸收。④本药须在2~8℃冰箱内贮存。⑤肾、胰腺功能异常和胆石症患者慎用。对本药过敏、儿童、妊娠及哺乳期妇女禁用。

【制剂和用法】 注射剂:0.1mg(1ml)。①预防胰腺手术后并发症:手术前1小时,皮下注射0.1mg;以后0.1mg皮下注射,1日3次,连续7天。②治疗门静脉高压引起的食管静脉曲张出血:开始静脉注射0.1mg,以后0.5mg,每2小时静脉滴注1次,最多治疗5天。③应激性溃疡及消化道出血:皮下注射0.1mg,1日3次。④重型胰腺炎:皮下注射0.1mg,1日4次,疗程为3~7天。⑤胃肠道瘘管和消化道内分泌系统肿瘤的辅助治疗:皮下注射0.1mg,1日3次,疗程为10~14天。⑥肢端肥大症:初始剂量为0.05~0.1mg,皮下注射,每8小时1次。然后根据循环中生长激素(GH)浓度、临床反应和耐受性调整剂量。多数患者的最适剂量为每日0.2~0.3mg,最大剂量不应超过每日1.5mg。在监测血浆中GH水平的指导下,治疗数月可酌情减量。若本药治疗1个月后,GH浓度无下降、临床症状无改善,则应考虑停药。

加贝酯

加贝酯(Gabexate)是一种非肽类的蛋白酶抑制剂,化学结构如下:

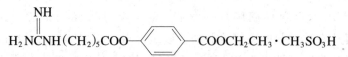

【药理作用】 能抑制胰蛋白酶、激肽释放酶、纤维蛋白溶解酶、凝血酶等蛋白酶的活性,从而阻止上述酶所造成的生理病理变化。对急性胰腺炎患者,可抑制其胰蛋白酶,减轻胰腺损伤,同时对血清淀粉酶、脂肪酶活性和尿素氮升高情况也明显改善。

【临床应用】 主要用于急性轻型(水肿型)胰腺炎,也可用于急性出血坏死型胰腺炎的辅助治疗。

【不良反应】 ①少数患者滴注本药后可能出现注射血管局部疼痛、皮肤发红等刺激症状及轻度静脉炎。②偶见皮疹、颜面潮红等过敏症状,极个别患者可能发生胸闷、呼吸困难和血压下降等过敏性休克现象。

【注意事项】 ①一旦发生过敏发应,需立即停药,并采取抢救措施。②本药仅供静脉滴注,勿将药液注入血管外,多次使用应更换注射部分。③药液应新鲜配制,随配随用。④对多种药物过敏患者、儿童、妊娠和哺乳期妇女禁用。

【制剂和用法】 注射剂:100mg。每次100mg,治疗开始3天,每日用量300mg,症状减轻后,改为每日100mg,疗程6~10天。本药为冻干粉针剂,使用时先以5ml注射用水溶解,再注入5%葡萄糖注射液或林格氏液500ml中,供静脉滴注用。滴速不宜过快,应控制在 1mg/(kg·h)以内,不宜超过 2.5mg/(kg·h)。

生长抑素

生长抑素(Somatostatin)为人工合成的环状氨基酸十四肽,与天然的生长抑素十四肽的原始结构、化学反应和生物效应完全相同,化学结构如下:

Ala-Gly-Cys-Lys-Asp(NH$_2$)-Phe-Phe-Trp-Lys-Thr-Phe-Thr-Ser-Cys

【其他名称】 益达生,Etaxene。

【药理作用】 ①可抑制生长激素的释放。②抑制胃酸、胃蛋白酶、胃泌素、胰腺内分泌腺(胰岛素和胰高血素)和外分泌腺(胰酶)在基础或应激状态下的分泌,降低酶的活性,对胰腺产生保护作用。③能明显减少内脏血流,抑制胆囊和小肠的分泌。④具有影响胃肠吸收、运动和营养的功能。

【临床应用】 主要用于:①预防胰腺术后及 ERCP 术后的并发症,急性胰腺炎、胰腺、胆囊和肠道瘘管的辅助性治疗。②严重急性上消化道出血,如胃出血、十二指肠出血、胃和十二指肠溃疡出血、出血性胃炎、食管静脉曲张破裂出血等。③治疗类风湿性关节炎引起的严重疼痛。

【不良反应】 主要有:①静脉注射时偶有暂时性脸红、眩晕、恶心、呕吐等,慢速注射或调整滴注速度可减少以上反应的发生。②偶有体位性低血压,卧位时有助于避免发生。

【注意事项】 ①本药可抑制胰岛素和胰高血糖素的分泌,胰岛素依赖型的患者可引起短暂的低血糖反应或 2～3 小时后出现高血糖,使用时应小心,每 3～4 小时需检测血糖 1 次。②与巴比妥类、戊四氮合用可延长或加强后者的作用。③对生长抑素过敏,妊娠、产妇和哺乳期妇女禁用。

【制剂和用法】 注射剂:250μg,750μg,3mg。①治疗上消化道出血:将本品溶解于 500ml 5%葡萄糖注射液或 0.9%氯化钠注射液中,连续 12 小时静脉滴注。对某些病例可在连续滴注前给予 250μg 缓慢静脉注射(不少于 3 分钟)。为避免再出血,在止血后用同一剂量维持治疗 48~72 小时,总疗程不应超过 120 小时,延长静脉滴注时间并不加强效果。②预防胰腺术后并发症:在手术开始时以 250μg/h 速度连续静脉滴注,术后连续静脉滴注 5 天。③预防 ERCP 术后并发症:术前 1 小时以 250μg/h 速度连续静脉滴注,持续 12 小时。④急性胰腺炎:以 250μg/h 速度连续静脉滴注 7 天。⑤胰腺、胆囊和肠道瘘管的辅助治疗:以 250μg/h 速度连续静脉滴注,直到瘘管闭合后 2 天,在此期间应结合全胃肠外营养治疗,疗程应不超过 20 天。⑥治疗类风湿性关节炎引起的严重疼痛:以 750μg 溶解于 2ml 0.9%氯化钠注射液中,作关节腔内注射,每隔 7 天或 15 天重复 1 次,连续 4~6 次。

二、治疗肝胆疾病药

多烯磷脂酰胆碱

多烯磷脂酰胆碱(Polyene phosphatidylcholine)的化学结构如下:

$$\begin{array}{c} CH_2-O-R \\ R-O-CH \quad O \\ CH_2-O-P-O-CH_2-CH_2-N(CH_3)_3 \cdot H_2O \\ O \end{array}$$

【药理作用】 多烯磷脂酰胆碱注射液可提供高剂量多烯磷脂酰胆碱,其化学结构与内源性磷脂一致。主要进入肝细胞,并以完整的分子与肝细胞膜和细胞器膜结合,且磷脂分子尚可分泌入胆汁,产生如下作用:①通过直接影响膜结构,使受损的肝功能和酶活力恢复正常。②调节肝脏的能量平衡。③促进肝组织再生。④将中性脂肪和胆固醇转化成容易代谢的形式。⑤稳定胆汁。

【临床应用】 主要用于各种类型的肝病,如肝炎、慢性肝炎、肝硬化、肝坏死、肝昏迷、脂肪肝等。也用于胆汁阻塞、预防胆结石复发、肝胆手术前后的治疗、神经性皮炎、放射综合征、银屑病和妊娠呕吐等的治疗。

【不良反应】 极少数患者对本药中含有的苯甲醇产生过敏反应。

【注意事项】 ①只可使用澄清溶液,变性后不可再用。不可与其他注射液混合注射。②严禁用电解质溶液(如氯化钠溶液、格林液等)稀释。只可用不含电解质的5%或10%葡萄糖溶液稀释。③静脉推注时可出现疼痛、静脉炎等血管刺激症状,宜静脉滴注给药。④对苯甲醇过敏者、新生儿、早产儿禁用。

【制剂和用法】 注射剂:232.5mg(5ml)。静脉注射,成人和青少年,一般每日1～2支,严重病例每日2～4支。一次可同时注射2支澄清溶液。静脉滴注,严重病例每日2～4支,根据病情需要,每日剂量也可增加至6～8支。

甘草酸二铵

甘草酸二铵(Diammonium Glycyrrhizinate)是从中药甘草中分离、筛选出的α体甘草酸二铵盐,化学结构如下:

【其他名称】 甘利欣,Diammonium Glycyrrhetate。

【药理作用】 与β体相比较,α体的亲脂性更大,在体内容易与受体蛋白结合,且二铵盐的水溶液溶解度更大,在体内易于扩散和分布,其抗毒、抗炎作用大于其β体和单铵盐。

本药在化学结构上与醛固酮的类固醇环相似,可阻碍可的松与醛固酮的灭活,从而发挥类固醇样作用,但无皮质激素的不良反应。具有较强的抗炎、保护肝细胞和改善肝功能的作用,能减轻四氯化碳、硫代乙酰胺、D-氨基半乳糖引起的血清ALT升高。同时,也具有抗过敏、抑制钙离子内流及免疫调节作用。

【临床应用】 主要用于治疗伴有ALT升高的慢性肝炎。

【不良反应】 主要有:①恶心、呕吐、腹胀、食欲减退、上腹部不适等胃肠道反应。②皮肤瘙痒、荨麻疹、口干、浮肿、发热等。③心脑血管系统可出现头痛、头晕、胸闷、心悸、血压升高等。

【注意事项】 ①治疗期间应定期监测血压和血清钾、钠浓度,如出现高血压、钠潴留、低血钾等,应减量或停药。②妊娠和哺乳期妇女不宜使用。③对本药过敏、严重低钾血症、高钠血症、高血压、心衰、肾衰患者禁用。

【制剂和用法】 胶囊剂:50mg。注射剂:50mg(10ml)。①成人,口服,1次150mg,1日3次。②静脉滴注,30ml用10%葡萄糖注射液250ml稀释后,缓慢静脉滴注,1日1次。

甘草酸单铵

甘草酸单铵(Monoammonium Glycyrrhizinate)是从中药甘草中分离、筛选出的甘草酸单铵盐,其作用与甘草酸二铵相似,常用其复方制剂。

【其他名称】 甘草酸铵,Ammonium Glycyrrhizinate,Ammonium Glycyrrhetate。

【药理作用】 ①抗过敏作用。通过抑制磷脂酶A_2的活性,阻断花生四烯酸(Arachidonic acid)在起始阶段的代谢水平,发挥抗炎作用。②类固醇样作用。甘草酸对肝脏内的类固醇激素代谢酶具有较强的亲和力,抑制类固醇在肝内的灭活,从而减缓了类固醇的代谢速度,增强了其作用。③免疫调节作用。甘草酸具有活化T细胞和自然杀伤细胞,诱发干扰素和增强T淋巴细胞分化的作用,从而产生免疫调节作用。④保护肝细胞作用。甘草酸可抑制四氯化碳所致的肝细胞损伤。⑤抑制灭活病毒的作用。动物实验表明，甘草酸具有抑制感染牛痘病毒后的发痘作用。体外实验表明，甘草酸具有抑制疱疹病毒的增殖作用。

【临床应用】 用于急、慢性肝炎引起的肝功能异常。

【不良反应】 主要有恶心、呕吐、腹胀、食欲减退、皮肤瘙痒、荨麻疹、口干、水肿、头痛、头晕、心悸、血压升高等。

【注意事项】 ①治疗期间应定期监测血压和血清钾、钠浓度，如出现高血压、钠潴留、低血钾等，应减量或停药。②妊娠和哺乳期妇女不宜使用。③对本药过敏、严重低钾血症、高钠血症、高血压、心衰、肾衰患者禁用。

【制剂和用法】 ①复方甘草酸苷片(美能片)，每片含甘草酸单铵 35mg、甘氨酸 25mg、蛋氨酸 25mg。成人，口服，1 次 2～3 片，1 日 3 次。儿童，1 次 1～2 片，1 日 1 次。②复方甘草酸苷注射液(美能注射液)，每支 20ml，含甘草酸单铵盐 53mg、甘氨酸 400mg、盐酸半胱氨酸 20mg。静脉注射，成人 1 日 1 次，1 次剂量为 5～20ml。静脉滴注，1 日 1 次，1 次剂量为 40～60ml，最大剂量为 1 日 100ml。③复方甘草酸单铵注射液，每支 20ml，含甘草酸单铵 40mg、甘氨酸 400mg、L-半胱氨酸 15mg。成人 1 日 1 次，1 次剂量为 20～80ml，直接缓慢静脉注射或加入到适量 5％葡萄糖或 0.9％氯化钠注射液中滴注。④复方甘草酸单铵 S 氯化钠注射液(迈能注射液)，每瓶 100ml，含甘草酸单铵 80mg、甘氨酸 800mg、盐酸半胱氨酸 60mg、氯化钠 500mg。静脉滴注，成人 1 日 1 次，1 次 100～200ml，缓慢静脉滴注。

羟甲烟胺

羟甲烟胺(Nicotinylmethylamide)的化学结构如下：

【其他名称】 羟甲基烟酰胺,Bilocid,Hydroxymethylnicotinamide。

【药理作用】 本药进入机体后,分解为烟酰胺和甲醛,前者有保肝作用,后者有抗菌作用,对胆道及肠道内的双球菌、肠球菌和脓球菌及大肠埃希菌等有抑制作用。烟酰胺有较强的解除胆道口括约肌痉挛的作用,并能促进胆汁分泌,增加胆汁中水分,稀释胆汁,增强胆囊收缩,对胆总管结石有一定的排石作用。

【临床应用】 用于胆囊炎、胆管炎等治疗,也可用于病毒性肝炎的辅助治疗。

【不良反应】 主要有胃部不适,偶见头晕、腹胀、胸闷、皮疹等。

【注意事项】 ①妊娠和哺乳期妇女慎用。②胆道阻塞、肝性脑病患者禁用。

【制剂和用法】 片剂:0.5g。注射剂:0.4g(10ml)。①成人,口服,1次2片,1日3次,连服2~4天后,改为每日服4片,分2~3次服。严重病例可每2小时服1片。小儿,每次1/2~1片,1日3次。②静脉滴注适用于严重慢性病例,开始剂量为每日1~2支,以后隔日1支给药。

苦参素

苦参素(Oxymatrine)的化学结构如下:

【其他名称】 氧化苦参碱。

【药理作用】 有利尿、退黄、解毒、降酶、改善肝炎症状的作用。还具有抑制乙型肝炎 HbeAg 复制作用。动物实验表明,苦参素可明显升高外周血白细胞数量,白细胞计数峰值出现在首次给药后第4天,优于升白药鲨肝醇。对钴[60]-γ线和溶部 X 线照射引起的白细胞低下有明显的升高作用。也可防止丝裂霉素C、环磷酰胺等引起的白细胞减少症。

【临床应用】 主要用于慢性乙肝的治疗及肿瘤放疗、化疗引起的白细胞低下和其他原因导致的白细胞减少症。

【不良反应】 主要有恶心、呕吐、口苦、腹泻、上腹不适或疼痛等。偶见皮疹、胸闷、发热等。

【注意事项】 ①长期使用应密切注意肝功能的变化。严重肝、肾功能不全者慎用。②妊娠和哺乳期妇女慎用。

【制剂和用法】 片剂:100mg。注射剂:200mg(2ml)。①成人,口服,每次200mg,1日3次,必要时可每次服用300mg。②肌内注射,用于慢性乙肝的治疗,每次400～600mg,1日1次。用于升高白细胞,每次200mg,1日2次。

三、止吐药

昂丹司琼

昂丹司琼(Ondansetron)为5-HT_3受体拮抗药,化学结构如下:

【其他名称】 枢复宁,奥丹西龙,Zofran。

【药理作用】 化疗(铂类、蒽环类化合物)和放疗可致强烈呕吐,主要是由于其刺激小肠的嗜铬细胞释放5-HT_3,并通过5-HT_3受体引起迷走神经兴奋,通过延脑的呕吐中枢和化学感受器引起呕吐反射。本药对5-HT_3受体具有高度选择性,对5-HT_3受体的作用强度是其他型受体的1000倍。通过阻断5-HT_3受体而抑制呕吐反射的发生。

【临床应用】 主要用于治疗化疗、放疗引起的恶心、呕吐,也可用于预防和治疗手术后引起的恶心、呕吐。

【不良反应】 ①常见头痛、头部和上腹部发热感、静坐不能、腹泻、皮疹、急性张力障碍、便秘和短暂转氨酶升高等。②罕见不良反应有支气管痉挛、心动过速、胸痛、低钾血症、心电图改变和癫痫大发作等。

【注意事项】 ①对本药过敏、胃肠道梗阻患者禁用。妊娠和哺乳期妇女慎用。

【制剂和用法】 片剂:4mg,8mg。注射剂:4mg(1ml),8mg(2ml)。

1.预防癌症化疗引起的恶心和呕吐:①成人,剂量一般为8～32mg。对化疗和放疗引起的中度呕吐,应在患者治疗前缓慢静脉注射 8mg,或是在治疗前 1～2 小时口服 8mg,之后间隔 12 小时再口服 8mg。对化疗和放疗引起的严重呕吐,应在患者治疗前缓慢静脉注射 8mg,之后间隔 2～4 小时再缓慢静脉注射 8mg,共 2 次;也可将本药加入 50～100ml 0.9%氯化钠注射液中于化疗前静脉滴注,时间为 15 分钟。也可将本药与 20mg 地塞米松磷酸钠合用静脉滴注,以增强疗效。对于上述疗法,为避免在治疗 24 小时后出现恶心和呕吐,均应让患者持续服药,每次 8mg,1 日 2 次,连服 5 天。②儿童:化疗前按体表面积计算给药,剂量为 $5mg/m^2$,静脉注射,12 小时后再口服 4mg;化疗后应持续服药,每次 4mg,1 日 2 次,连服 5 天。

2.治疗手术后的恶心和呕吐:①成人,一般可在麻醉诱导的同时静脉滴注 4mg,或于麻醉前 1 小时口服 8mg,之后每隔 8 小时口服 8mg,共 2 次。对已出现术后恶心和呕吐者,可缓慢静脉滴注 4mg 进行治疗。②肾功能不全者,不需要调整剂量、给药次数和给药途径。由于本药主要在肝代谢,对中度或严重肝功能不全者,每日用药量不应超过 8mg。③静脉滴注时,本药在 0.9%氯化钠注射液、5%葡萄糖注射液、复方氯化钠注射液和 10%甘露醇注射液中是稳定的,但需要临用前配制。

托烷司琼

托烷司琼(Tropisetron)化学结构如下:

【其他名称】 托普西龙,哎必停,NAVOBAN。

【药理作用】 为高度选择性 5-HT$_3$ 受体拮抗药,与昂丹司琼不同的是,本药具有双重作用,一是选择性拮抗周围神经元中的 5-HT$_3$ 受体,二是直接拮抗中枢神经系统的 5-HT$_3$ 受体,从而抑制极后区迷走神经刺激。对其他受体如 HR、DR、αR 和 βR 无亲和力。对于抗癌药物、放疗引起的恶心、呕吐,本药具有较好的治疗作用。

【临床应用】 主要用于预防和治疗癌症化疗、放疗引起的恶心、呕吐。也可用于手术后引起的恶心、呕吐。

【不良反应】 ①常规剂量引起的一过性不良反应有头痛、便秘、头晕、疲劳、腹痛、腹泻、血清转氨酶升高等。偶见皮疹、瘙痒、荨麻疹等。②对血压有一定影响,高血压未控制的患者每日剂量不宜超过 10mg。

【注意事项】 ①本药与其他 5-HT$_3$ 拮抗剂之间可能存在交叉过敏现象。②与利福平或其他肝药酶诱导剂合用可加快本药代谢,降低本药作用。③与氟哌啶醇、地塞米松合用可提高本药疗效,降低不良反应。④妊娠和哺乳期妇女慎用。对本药过敏者禁用。

【制剂和用法】 胶囊剂:5mg。注射剂:5mg(1ml)。在任何化疗周期中,本药最多应用 6 天。

1.预防癌症化疗引起的恶心和呕吐:①成人,第 1 天静脉给药,将本药 5mg 溶于 100ml 常用注射液中(如0.9%氯化钠注射液、5%葡萄糖注射液),静脉滴注 15 分钟以上,或将本药 5mg 溶于 5ml 0.9%氯化钠注射液中,缓慢静脉推注,速度为 2mg/min。第 2~6 天改为口服,每日 5mg,于早晨起床时(至少于早餐前 1 小时)用水送服。②儿童,2 岁以上儿童按体重给药剂量为 0.2mg/kg,最高可达每天 5mg。第 1 天静脉给药,将本药溶于 100ml 常用注射液中(如 0.9％氯化钠注射液、5％葡萄糖注射液),静脉滴注 15 分钟以上,或缓慢静脉推注。第 2～6 天改为口服。

2. 治疗手术后的恶心和呕吐:①成人,推荐剂量为 2mg,溶于 100ml 常用注射液中(如 0.9％氯化钠注射液、5％葡萄糖注射液),静脉滴注,或取 2mg 相应液体量,缓慢静脉推注(30 秒以上)。②儿童,尚缺乏儿童手术后应用本药的经验。

3. 特殊使用:在单用本药疗效不佳时,不增加药物剂量而同时合用地塞米松可提高止吐效果。

四、胃动力促进药

莫沙必利

莫沙必利(Mosapride)的化学结构如下:

【其他名称】 贝络纳,瑞琪。

【药理作用】 为消化道促动力药,是强效选择性 $5-HT_4$ 受体激动剂,通过激动胃肠道胆碱能中间神经元和肌间神经丛的 $5-HT_4$ 受体,促进 ACh 的释放,从而产生胃肠道的促动力作用。

【临床应用】 主要用于:①慢性胃炎或功能性消化不良引起的消化道症状,如腹胀、上腹部疼痛、嗳气、恶心、呕吐和胃灼烧感等。②胃食管反流病和糖尿病胃轻瘫。③胃大部分切除术后患者的胃功能障碍。

【不良反应】 发生率约为 4％。主要表现为腹泻、腹痛、口干、皮疹、倦怠、头晕、不适、心悸等。也可引起嗜酸性粒细胞增多、甘油三酯、转氨酶和碱性磷酸酶升高。

【注意事项】 ①用药2周后，如症状没有改善，应停止服药。②妊娠和哺乳期妇女、儿童、青少年、肝肾功能不全者慎用。③胃肠道出血、穿孔等疾病患者禁用。

【制剂和用法】 片剂：5mg。口服，1次5mg，1日3次，饭前服用。

伊托必利

伊托必利（Itopride）的化学结构如下：

【其他名称】 威太，依托必利。

【药理作用】 通过对胃肠道多巴胺D_2受体的拮抗作用，增加ACh释放。同时能抑制AChE，使ACh水解减少，从而增强胃、十二指肠动力。

【临床应用】 主要用于功能性消化不良、慢性胃炎等引起的各种症状，如上腹不适、餐后饱胀、早饱、食欲不振、恶心、呕吐等。

【不良反应】 ①过敏反应有皮疹、发热、瘙痒感等。②消化系统反应有腹泻、腹痛、便秘、唾液增加等。③神经精神系统反应有头痛、刺痛、睡眠障碍、眩晕等。④其他反应有白细胞减少、转氨酶升高、疲劳、手指发麻、手抖等。

【注意事项】 ①服药后2周如症状改善不明显，应停药。②服药期间如出现QTc间期延长，应停药。③儿童、老年人、妊娠和哺乳期妇女慎用。严重肝肾功能不全者慎用。④驾驶和从事机器操作者慎用。⑤对本药过敏、胃肠道出血、机械性梗阻或穿孔时禁用。

【制剂和用法】 片剂：50mg。口服，成人，每次50mg，1日3次，饭前15～30分钟服用。可根据年龄、症状和病情等适当增减剂量。

可将药片分切后服用。

曲美布汀

曲美布汀(Trimebutine)的化学结构如下：

【其他名称】 三甲氧苯丁氨酯,舒丽启能,Cerekinon,Foldox,Trimedat。

【药理作用】 本药为胃肠道运动功能调节剂,具有对胃肠道平滑肌的双向调节作用。其作用不同于抗胆碱药和抗多巴胺药,主要通过以下机制发挥作用。①抑制 K^+ 的通透性,引起去极化,从而引起收缩。②作用于肾上腺素受体,抑制去甲肾上腺素的释放,从而增加运动节律。③抑制 Ca^{2+} 的通透性,引起胃肠平滑肌舒张。④作用于胆碱能神经的 κ 受体,从而改善运动亢进状态。

【临床应用】 主要用于慢性胃炎、肠道易激综合征和胃肠道功能紊乱所致的食欲减退、恶心、呕吐、腹胀、腹痛、腹泻和便秘等症状。

【不良反应】 偶有便秘、腹泻、腹鸣、口渴、口内麻木感、心动过速、困倦、眩晕、头痛和 ALT、AST 升高等。也可引起皮疹等过敏反应。

【注意事项】 ①出现皮疹等过敏反应需立即停药,观察治疗。②老年人生理功能较弱,用药时需加以注意。③对本药过敏者,儿童、妊娠和哺乳期妇女禁用。

【制剂和用法】 片剂:100mg,200mg。口服,1 次 100~200mg,1 日 3 次。

五、活菌制剂和促消化药

地衣芽孢杆菌活菌

地衣芽孢杆菌(*Bacillus licheniformis*)为微生态药物,是制成的地衣芽孢杆菌活菌制剂。

【其他名称】 整肠生,licheniformobiogen,E.C.B。

【药理作用】 为我国首次分离的地衣芽孢杆菌(*Bacillus licheniformis*),通常制成活菌制剂应用,能在人体肠道内定植生长、繁殖,产生生理作用和无毒、无害、安全的生态效应。具有调整肠道菌群、拮抗致病菌的作用。对葡萄球菌、酵母样菌等致病菌有拮抗作用,对双歧杆菌、乳酸杆菌、拟杆菌、消化链球菌有促进生长的作用,从而可以达到调整菌群失调的治疗目的。可促使机体产生抗菌活性物质,杀灭致病菌。也可通过夺氧生物效应,使肠道缺氧,有利于厌氧菌生长。

【临床应用】 主要用于细菌或真菌引起的急、慢性肠炎,腹泻等,也用于各种原因引起的肠道菌群失调的防治。

【不良反应】 很少,超剂量服药可见便秘。

【注意事项】 ①服用本药时,应停用抗菌药物和吸附剂,以免降低药效。如必须合用抗菌药物,可间隔3小时服用。②本药为活菌制剂,不能置于高温处,溶解时水温不宜超过40℃。③对本药过敏者禁用,药品性状改变时禁止使用。

【制剂和用法】 胶囊剂:0.25g(含2.5亿活菌)。口服,成人,每次0.5g,1日3次。儿童,每次0.25g,1日3次。首次加倍。对吞咽困难者,服用前可打开胶囊,将药粉加入到少量温开水或奶液中混匀后服用。

枯草杆菌二联活菌

枯草杆菌二联活菌(Combinel *Bacillus subtilis* and *Enterococcus faecium*)为复方制剂。

【其他名称】 美常安,妈咪爱,Medilac-Vita。

【药理作用】 枯草杆菌和屎球菌是健康人肠道中的正常菌群。服用本品后可直接补充正常生理性活菌,抑制肠道内有害细菌过度繁殖,调整肠道菌群。枯草杆菌产生多种酶,分解碳水化合物、脂肪、蛋白质和纤维蛋白、明胶等,促进物质的消化和吸收,并能产生溶菌酶和80余种抗菌化合物,抑制变形杆菌属、大肠埃希菌、葡萄球菌属等有害菌,从而预防和治疗肠道感染性疾病。屎球菌繁殖迅速,对致病菌的抑制作用强。

【临床应用】 主要用于治疗和预防消化不良、食欲不振、营养不良、肠道功能紊乱引起的腹泻、便秘、腹胀、肠道内异常发酵、肠炎和使用抗生素引起的肠黏膜损伤等。

【注意事项】 ①对微生态制剂过敏者禁用。②用低于40℃的温水或牛奶冲服,也可直接服用。③菌株对多种抗生素耐药,包括青霉素、氨苄西林、头孢哌酮、头孢唑啉、诺氟沙星、红霉素、复方磺胺甲噁唑、阿米卡星和克林霉素等,本药可与这些抗生素合并应用。

【制剂和用法】 胶囊剂:0.25g。颗粒剂:1g。每1g含活菌冻干粉37.5mg(其中含枯草杆菌$1.35×10^8$个,屎肠球菌$1.5×10^7$个),维生素C 10mg,维生素B_1 0.5mg,维生素B_2 0.5mg,维生素B_6 0.5mg,维生素B_{12} 1μg,烟酰胺2.0mg,乳酸钙20mg(相当于钙2.6mg),氧化锌1.25mg(相当于锌1.0mg)。口服胶囊剂,12岁以上儿童及成人,每次0.25~0.5g,1日2~3次。口服颗粒剂,2周岁以下,1次1g,1日1~2次。2周岁以上,1次1~2g,1日1~2次。

双歧三联活菌

双歧三联活菌(Bifid triple viable)是由双歧杆菌、嗜酸乳杆菌和肠球菌组成的复方制剂。

【其他名称】 金双歧,培菲康,双歧三联活菌,Bifico,Bifid。

【药理作用】 双歧杆菌、嗜酸乳杆菌和肠球菌是健康人肠道中的正常菌群,分别定植在肠道的上、中、下部位,组成一个在不同条件下都能生长、作用快而持久的联合菌群,在整个肠道黏膜表面形成一道生物屏障,阻止致病菌对人体的侵袭,抑制有害菌产生的毒素和致癌物质,维持人体的正常生理功能。给药后,可重建宿主肠道菌群间的微生态平衡,抑制有害菌及其产生的各种有害物质,清除自由基和过氧化脂质,治疗内源性或外源性微生物引起的感染,维持正常肠蠕动,缓解便秘。也可抑制肠内腐败菌对蛋白质的分解,减少肠道中内毒素和氨的产生及吸收,产生保肝作用,以及治疗肝性脑病和帮助消化、增进食欲的作用。

【临床应用】 主要用于肠道菌群失调引起的腹泻、腹胀等,也用于治疗慢性腹泻,轻、中度急性腹泻,缓解便秘。还可作为肝硬化、急慢性肝炎和肿瘤化疗等的辅助用药。

【注意事项】 ①抗酸药、抗菌药与本药合用可减弱后者的疗效,应分开服用。②用低于40℃的温水或牛奶冲服,也可直接服用。③餐后半小时用温水送服。④铋剂、鞣酸、药用碳、酊剂等能抑制其吸附或杀灭活菌,不应合用。

【制剂和用法】 片剂:500mg(含 5×10^7 个活菌)。胶囊剂:210mg(含 5×10^7 个活菌)。散剂:1g,2g。口服,成人,每次420~630mg。小于1岁幼儿,每次105mg。1~6岁,每次210mg。6~13岁,每次210~420mg。婴幼儿用药前,可从胶囊内取出药粉,用温开水调服。

复合乳酸菌

复合乳酸菌(*Lactobacillus* complex)制剂是由乳酸杆菌、嗜酸乳酸杆菌和乳酸链球菌组成的复方制剂。

【其他名称】 聚克,Polylactine。

【药理作用】 本药含有乳酸杆菌、嗜酸乳酸杆菌和乳酸链球菌三种活乳酸菌。活乳酸菌可以在肠道内定植、发育、繁殖,分解肠道葡萄糖产生乳酸,抑制肠道内腐败细菌的繁殖,调整肠道菌群,防止肠内发酵,减少胀气,从而促进消化和止泻。

【临床应用】 主要用于肠道菌群失调引起的肠道功能紊乱,如急、慢性腹泻,肠易激综合征,抗生素相关性腹泻等。也可用于预防和减少由抗生素及化疗药物所致的肠道菌群紊乱的辅助治疗。

【不良反应】 主要有皮疹、头晕、口干、恶心、呕吐和便秘等。

【注意事项】 ①本药与青霉素类、头孢菌素类、大环内酯类、氨基糖苷类、四环素类、喹诺酮类等多种抗菌药物合用，不影响疗效。②铋剂、鞣酸、药用碳、酊剂等能抑制和吸附活菌，不能合用。③本药是活菌制剂，不能置于高温处。应在凉暗处避光保存，温度不超过20℃。④妊娠和哺乳期妇女慎用。⑤本药性状发生改变、对本药过敏者禁用。

【制剂和用法】 胶囊剂：0.33g（含活乳酸菌2万个以上，其中乳酸杆菌数不少于70个，嗜酸乳酸杆菌数不少于7000个，乳酸链球菌数不少于1.4万个）。口服，1次1~2粒，1日1~3次。根据病情和年龄可适当增减剂量。

复方消化酶

复方消化酶（Compound digestive enzyme）是含有多种消化酶的复方制剂。

【其他名称】 达吉。

【药理作用】 有助于碳水化合物、脂肪、蛋白质、纤维素的消化，并具有促进肠内气体排出、胆汁分泌的功能。胃蛋白酶能使蛋白质分解成蛋白胨、多肽；木瓜酶可水解动、植物蛋白，提高蛋白质的利用率；淀粉酶能直接使淀粉分解成易于吸收的糊精与麦芽糖；熊去氧胆酸能增加胆汁和胰液的分泌，提高胰酶活性，促进食物中脂肪的乳化；纤维素酶能降解植物细胞壁，促进营养物质的消化吸收，并能激活胃蛋白酶；胰酶和胰脂酶能将脂肪降解为甘油和脂肪酸，将蛋白质分解为蛋白胨，将淀粉分解为糊精和糖，从而促进食物消化，驱除肠内气体，消除腹部胀满。

【临床应用】 主要用于消化不良、食欲缺乏症，包括腹部不适、嗳气、早饱、餐后腹胀、恶心、排气过多、脂肪便等。也可用于胆囊炎、胆结石和胆囊切除患者的消化不良。

【不良反应】 ①可引起呕吐、腹泻、软便等。②可引起口内不快感。

【注意事项】 ①服用时可将胶囊打开,但不可嚼碎药片。②铝制剂可能影响本药的疗效。③过敏体质者慎用。对本药过敏者禁用。④急性肝炎、胆道完全闭锁患者禁用。

【制剂和用法】 胶囊剂:每粒含胃蛋白酶 25mg,木瓜酶 50mg,淀粉酶 15mg,胰酶 50mg,纤维素酶 15mg,胰脂酶 13mg,熊去氧胆酸 25mg。口服,1 次 1~2 粒,1 日 3 次,饭后服用。

六、治疗消化性溃疡药

兰索拉唑

兰索拉唑(Lansoprazole)为质子泵抑制剂,其化学结构如下:

【其他名称】 达克普隆,Takepron,Ogast。

【药理作用】 作用机制同奥美拉唑,能特异性地抑制胃壁细胞的 H^+/K^+-ATP 酶系统,阻断胃酸分泌的最后步骤,产生持续性的抑制胃酸分泌作用。兰索拉唑及其活性代谢物具有一定的抗幽门螺杆菌(Hp)的作用。

【临床应用】 主要用于:①胃溃疡、活动性十二指肠溃疡和吻合口溃疡。②胃—食管反流征(GERD)。③卓—艾综合征。④与适当的抗生素合用,可根治幽门螺杆菌(Hp)。

【不良反应】 主要有:①荨麻疹、皮疹、瘙痒、头痛、困倦、失眠、抑郁、发烧等。②口干、腹泻、胃胀满、便血、便秘、尿频等。③贫血、白细胞减少,ALT、AST、ALP、ADH 及 γ-GTP 升高等。④可引起视觉、味觉、听觉或触觉的改变。

【注意事项】 ①应在排除恶性肿瘤的前提下再行给药。②服用本药期间不宜再服其他抗酸药或抑酸药。③本药不能咀嚼或压碎服,应整粒吞服。④本药不推荐用于维持治疗。⑤尽量不要漏服任何一次药。如发生漏服,应尽快补服。如已接近下一次服药时间(距离下一次服药时间小于两次服药间隔时间的一半),则不必补服。按常规服药即可,且下次服药时不要加倍剂量。⑥儿童不宜使用,老年人慎用,肝、肾功能不全患者慎用,妊娠期妇女慎用。⑦哺乳期妇女禁用。对本药过敏者禁用。

【制剂和用法】 片剂/胶囊剂:15mg,30mg。①胃及十二指肠溃疡:1次15~30mg,1日1次,于清晨口服。十二指肠溃疡疗程为4周,胃溃疡疗程为4~6周,反流性食管炎疗程为8~10周。②卓—艾综合征:因人而异,剂量可加大至1日120mg。

雷贝拉唑

雷贝拉唑(Rabeprazole)为苯并咪唑类质子泵抑制剂,化学结构如下:

【其他名称】 哌利拉唑,波力特,Pariprazole,PARIET。

【药理作用】 雷贝拉唑为第二代质子泵抑制剂,能特异性地抑制胃壁细胞的 H^+/K^+-ATP 酶系统,阻断胃酸分泌的最后步骤,产生持续性的抑制胃酸分泌作用。作用呈剂量依赖性,并可使基础胃酸分泌和刺激状态下胃酸分泌均受到抑制。对胆碱和组胺 H_2 受体无拮抗作用。

【临床应用】 主要用于:①良性胃溃疡和活动性十二指肠溃疡。②伴有临床症状的侵蚀性或溃疡性的胃—食管反流征(GERD)。③与适当的抗生素合用,可根治幽门螺杆菌(Hp)阳性的十二指肠溃疡。④卓—艾综合征。⑤消化性溃疡急性出血和急性胃黏膜病变出血。

【不良反应】 ①消化系统的不良反应有腹泻、恶心、腹痛、气胀、口干、鼻炎等,停药后可消失。②血液系统可引起红细胞、淋巴细胞减少,白细胞减少或增多,嗜酸性粒细胞及中性粒细胞增多等。③神经系统可见头痛、眩晕、困倦、四肢乏力、感觉迟钝、握力低下、口齿不清和步态蹒跚。④其他偶可发生皮疹、水肿、总胆固醇、尿素氮升高和蛋白尿等。

【注意事项】 ①应在排除恶性肿瘤的前提下再行给药。②长期治疗患者应定期进行血液生化、甲状腺功能检查。③不宜用于维持治疗。④本药不能咀嚼或压碎服,应整粒吞服。⑤尽量不要漏服任何一次药。如发生漏服,应尽快补服。如已接近下一次服药时间(距离下一次服药时间小于两次服药间隔时间的一半),则不必补服。按常规服药即可,且下次服药时不要加倍剂量。⑥儿童不推荐使用,老年人慎用,肝脏疾病患者慎用。⑦妊娠和哺乳期妇女禁用。

【制剂和用法】 片剂:10mg,20mg。①良性胃溃疡:1次20mg,1日1次,早晨服用,疗程6～12周。②活动性十二指肠溃疡:1次10～20mg,1日1次,早晨服用,疗程4～8周。③胃—食管反流征(GERD):1次20mg,1日1次,早晨服用,疗程4～8周。长期维持治疗的疗程为12个月,维持治疗量为1次10～20mg,1日1次。

埃索美拉唑镁

埃索美拉唑镁(Esomeprazole)奥美拉唑的 S-异构体,化学结构如下:

$$\left[Mg^{2+} \begin{array}{c} OCH_3 \\ H_3C \\ \end{array} \begin{array}{c} CH_3 \\ N \\ CH_2 \\ \end{array} \begin{array}{c} O \\ \parallel \\ S \\ \end{array} \begin{array}{c} OCH_3 \\ N \\ H \\ \end{array} \right]_2 \cdot 3H_2O$$

【其他名称】 左旋奥美拉唑,埃索他拉唑,耐信,Nexium,Inexium。

【药理作用】 为质子泵抑制剂,能在胃壁细胞泌酸微管的高酸环境中浓集,并转化为活性形式,抑制胃壁细胞的 H^+/K^+-ATP 酶系统,阻断胃酸的分泌,从而使胃壁细胞内的 H^+ 不能转运到胃腔中,使胃酸中酸的含量大为减少。

【临床应用】 主要用于:①胃溃疡和十二指肠溃疡。②糜烂性反流性食管炎。③与适当的抗生素合用,可根治幽门螺杆菌(Hp)。④卓—艾综合征。

【不良反应】 主要有:①头痛、腹泻、恶心、腹痛、胃肠胀气等。②少见的不良反应有皮炎、瘙痒、荨麻疹、头昏、口干等。

【注意事项】 ①本药具有潜在的肝脏毒性,可引起血清氨基转移酶升高。②长期使用本药,血清胃泌素水平一般在头3个月增加,继而维持平台效应。③严重肝、肾功能不全者慎用,妊娠期妇女慎用。④哺乳期妇女使用本药时应停止哺乳。对奥美拉唑或其他苯并咪唑类化合物过敏者禁用。

【制剂和用法】 片剂:20mg,40mg。注射剂:40mg。①糜烂性食管炎,1次40mg,1日1次,疗程为4周。如果食管炎没有治愈或症状持续的患者可再服用4周。②食管炎维持治疗,1次20mg,1日1次,疗程为4周。③联合抗菌药物根除Hp,方案是:本药1次20mg,阿莫西林1次1g,克拉霉素500mg,均为1日2次,共用7日。

泮托拉唑钠

泮托拉唑钠(Pantoprazole)为苯并咪唑类化合物,化学结构如下:

$$\text{结构式} \cdot H_2O$$

【其他名称】 潘妥洛克,泰美尼克,Pantoloc,Pantozol,Conrtoloc。

【药理作用】 本药只与两个位于质子泵的质子通道上的半胱氨酸序列结合(奥美拉唑和兰索拉唑还分别与质子通道外、与抑酸作用无关的半胱氨酸序列结合),与质子泵的结合选择性更高,更为稳定。本药在强酸的环境中很快被激活,产生对抗 H^+/K^+-ATP 酶的作用。

【临床应用】 主要用于胃溃疡和十二指肠溃疡、反流性食管炎、卓—艾综合征等的治疗。与抗菌药联合用于 Hp 的根除治疗。

【不良反应】 主要有头痛和腹泻,极少引起恶心、上腹痛、腹胀、皮疹、瘙痒及头晕等。个别患者可出现水肿、发热和一过性视力障碍。

【注意事项】 ①用药前应排除胃和食管的恶性病变,以免因症状缓解而延误诊断。②儿童不宜使用本药。③肝、肾功能不全者慎用。④对本药过敏者、妊娠和哺乳期妇女禁用。

【制剂和用法】 片剂/胶囊剂:40mg。注射剂:40mg,80mg。①成人常规剂量为,1 次 40mg,1 日 1 次,早餐前服用。十二指肠溃疡疗程为 2～4 周,胃溃疡及反流性食管炎疗程为 4～8 周。②治疗 Hp 感染,方案是:本药 40mg,阿莫西林 1 次 1g,克拉霉素 500mg,均为 1 日 2 次,疗程 7～14 日。③肾功能不全者,1 日剂量不宜超过 40mg。肝功能不全者特别是严重肝衰竭患者,剂量应减少到隔日 40mg。④老年人,1 日剂量不宜超过 40mg,在根除 Hp 治疗时参照常规剂量。⑤静脉滴注,1 日 1 次,1 次 40mg,疗程可根据临床需要酌情掌握,通常不超过 8 周。用前将 0.9％氯化钠注射液 10ml 注入装有泮托拉唑干燥物的小瓶中制成待用液,此液可直接静脉输入(至少持续 2 分钟)。或将上述液与 0.9％氯化钠注射液 100ml,或与 5％或 10％葡萄糖注射液 100ml 混合后静脉滴注(时间为 15～30 分钟)。

胶体果胶铋

胶体果胶铋(Colloidal bismuth pectin),为三价铋的复合物,无固定结构。分子式为:$[KBiC_{12}H_{10}O_8(OH)_6]_n$。

【其他名称】 碱式果胶酸铋钾,维敏。

【药理作用】 为一种胶态铋制剂,为生物大分子果胶酸(D-多聚半乳糖醛酸)与金属铋离子及钾离子形成的盐。本药在酸性介质中具有较强的胶体特性,可在胃黏膜上形成一层牢固的保护膜,增强胃黏膜的屏障保护作用。同时,胶体铋剂可杀灭幽门螺杆菌,有利于提高消化性溃疡的愈合率,降低其复发率。能刺激内源性 PG 和表皮生长因子的产生,加速溃疡面愈合和炎症的消失。本药的胶体特性好,特性黏数是胶体碱式枸橼酸铋钾的 7.4 倍。与受损黏膜的黏附性具有高度选择性,且对消化道出血有止血作用。

【临床应用】 ①用于治疗消化性溃疡,与抗生素合用,用于幽门螺杆菌的根除治疗。②用于慢性浅表性胃炎、慢性萎缩性胃炎和消化道出血的治疗。

【不良反应】 不良反应较少,主要是引起便秘。

【注意事项】 ①服药期间大便呈褐色为正常现象。②对本药过敏、妊娠期妇女、严重肾功能不全者禁用。

【制剂和用法】 胶囊剂:以铋计,40mg,50mg。①治疗消化性溃疡:每次 150～200mg,1 日 4 次,于三餐前半小时各服 1 次,睡前加服 1 次。疗程一般为 4 周。②治疗消化道出血:将胶囊内药物倒出,用水冲开搅匀后服用,日剂量 1 次服用,儿童用量酌减。

磷酸铝凝胶

磷酸铝凝胶(Aluminium phosphate gel)为白色黏稠的混悬液。

【其他名称】 裕尔。

【药理作用】 本药为凝胶状的磷酸铝,能促使活性成分的磷酸铝强力地附着于胃黏膜表面,形成膜层,发挥保护胃黏膜的作用,防止胃液刺激胃壁,迅速缓解胃痛。能适度中和胃酸,使胃内 pH 升高,抑制胃蛋白酶的活性,而保护胃黏膜。Al^{3+} 具有一定的收敛和对外毒素的吸附作用,并能刺激 PGE 的分泌,促进溃疡面的迅速愈合。

【临床应用】 主要用于胃溃疡和十二指肠溃疡、胃炎、胃—食管反流症、胃酸过多等的治疗。

【不良反应】 偶可发生便秘,可给予足量的水加以避免。也可引起稀便和口干等。

【注意事项】 ①每袋磷酸铝凝胶含蔗糖 2.7g,糖尿病患者应用本药时,建议每日不超过 1 袋。②老年人使用本药引起便秘时,可采用灌肠法。③妊娠和哺乳期妇女慎用。慢性肾功能不全、高磷酸血症患者禁用。

【制剂和用法】 凝胶剂：每包20g，每小袋2.5g。每次2.5～5.0g，1日2～3次。餐后1小时服用为宜。也可伴开水或冲牛奶服用。使用前应充分振摇均匀。

七、止泻药

蒙脱石

蒙脱石（Montmorillonite）是从天然膨润土中提取后，加适量矫味剂加工制成的。

【其他名称】 肯特令，双八面体蒙脱石。

【药理作用】 本药具有层纹状结构和非均匀性电荷分布，对消化道内的病毒、病菌及其产生的毒素有固定、吸附作用。对消化道黏膜有覆盖能力，可通过与黏液糖蛋白结合，提高黏膜对攻击因子的防御功能，并促进修复。

【临床应用】 ①用于治疗成人和儿童的急、慢性腹泻。②用于食管、胃及十二指肠疾病引起的相关疼痛症状的辅助治疗，但不能作为解痉药使用。

【不良反应】 不良反应较少，过量服用易致便秘。

【注意事项】 ①治疗急性腹泻时，应注意纠正脱水。②本药可影响其他药物的吸收，必须合用时，在服用本药之前1小时服用其他药物。③老年人、儿童、妊娠和哺乳期妇女均可服用本药。

【制剂和用法】 散剂：3g。口服，成人，1次3g，1日3次。将3g药物倒入50ml温水中，摇匀后服用。儿童，1岁以下幼儿，1日3g，分2次服用。1～2岁幼儿，1日3～6g，分2次服用。2岁以上幼儿，1日6～9g，分3次服用。治疗急性腹泻时应立即服用本药，且首次剂量加倍。

洛哌丁胺

洛哌丁胺（Loperamine）的化学结构类似于氟哌啶醇和哌替啶，

化学结构如下:

【其他名称】 氯苯哌酰胺,苯丁哌胺,易蒙停,腹泻啶,Blox,Imodium。

【药理作用】 为阿片受体激动剂,通过激动肠壁的 μ-阿片受体和阻止肠壁神经末梢释放 ACh 和 PG,拮抗平滑肌收缩,减少肠蠕动和分泌,延长肠内容物的滞留时间,促进水、电解质和葡萄糖的吸收。并可增加肛门括约肌的张力,抑制大便失禁和便急。本药与肠壁的高亲和力和明显的首过消除,使其几乎不进入全身血液循环。

【临床应用】 主要用于急性腹泻以及各种病因引起的慢性腹泻。对胃、肠部分切除术后和甲亢引起的腹泻也有效。对临床上应用其他止泻药效果不好的慢性功能性腹泻也有良好效果。

【不良反应】 不良反应较轻,主要有皮疹、瘙痒、口干、腹胀、恶心、食欲不振等,偶见呕吐、头痛、头晕和乏力等。

【注意事项】 ①对于急性腹泻,服用本药 48 小时后,临床症状无改善,应停用。②驾驶和从事机器操作人员应慎用。③发生胃肠胀气或严重脱水的小儿不宜使用。因用抗生素而导致的假膜性大肠炎患者不宜使用。④严重中毒性或感染性腹泻慎用,以免止泻后加重中毒症状。⑤本药不能单独用于伴有发热和便血的细菌性痢疾患者。⑥本药过量可产生中枢抑制作用,表现为木僵、嗜睡、缩瞳、骨张力过高、呼吸抑制和肠梗阻等。可用纳洛酮解救。由于本药的作用时间比纳洛酮长 1~2 小时,须重复使用纳洛酮,并且应至少监护患者 4~8 小时,以监测可能出现的中枢抑制症状。⑦妊娠和哺乳期妇女慎用。禁用于 2 岁以下的小儿。

【制剂和用法】 胶囊剂:2mg。①急性腹泻:口服,成人,起始剂量成人 4mg,5 岁以上儿童 2mg。②慢性腹泻:口服,成人,起始剂量成人 4mg;5 岁以上儿童 2mg。以后根据患者的反应和病情,调节每日剂量以维持每日 1～2 次正常大便。成人最大剂量不超过每日 16mg,儿童不超过每日 8～12mg。

八、治疗肠炎药

颠茄磺苄啶

颠茄磺苄啶(Belladonna sulfamethoxazole and trimerhoprim)是由磺胺甲䓬唑、甲氧苄啶和颠茄流浸膏组成的复方制剂。

【药理作用】 为磺胺类广谱抗菌药,磺胺甲䓬唑(SMZ)和甲氧苄啶(TMP)有协同抑菌和杀菌作用。对多种病原微生物有抑制或杀灭作用,特别是对大肠埃希菌、流感嗜血杆菌、金黄色葡萄球菌的抗菌作用明显强于 SMZ 单药。SMZ 作用于二氢叶酸合成酶,干扰叶酸合成的第一步,TMP 作用于二氢叶酸还原酶,干扰叶酸合成的第二步,两药合用,可使细菌的叶酸代谢受到双重阻断,作用较单药增强。颠茄为 M 受体阻断药,可使胃肠平滑肌松弛,产生解痉作用。较大剂量颠茄还能减少胃肠蠕动和分泌,降低输尿管和膀胱的张力,对胆总管和胆囊作用较弱。

【临床应用】 主要用于痢疾杆菌引起的慢性菌痢和其他敏感致病菌引起的肠炎等。

【不良反应】 ①过敏反应较为常见,表现为药疹,严重者可发生渗出性多形红斑、剥脱性皮炎和大疱表皮松解萎缩性皮炎等,也可表现为光敏反应、药物热、关节和肌肉疼痛等,偶有过敏性休克发生。②血液系统有中性粒细胞缺乏症、血小板减少和再生障碍性贫血等。缺乏 6-磷酸葡萄糖脱氢酶的患者,服药时可发生溶血性贫血、血红蛋白尿等。③本药与胆红素竞争蛋白结合部位,可致游离胆红素升高,新生儿慎用。④造成肝、肾损害,可发生黄疸、肝功能减退或急性肝坏死等,也可发生结晶尿、血尿和管型尿。偶有患者发生间质性肾炎或肾小管坏死的严重不良反应。⑤甲状腺肿大和功能减退偶有发生。⑥中枢神经系统反应表现为精神错乱、定向力障碍、幻觉、欣快感或抑郁等。⑦其他反应有恶心、呕吐、腹泻、关节痛、乏力、视力模糊、心率加快、皮肤潮红和眩晕等。

【注意事项】 ①对 SMZ 和 TMP 过敏者禁用。②服用本药期间要多饮水,或同服碳酸氢钠,减轻肾损害的发生。③新生儿、妊娠和哺乳期妇女禁用。④青光眼、眼内压增高者、心动过速者、前列腺肥大和幽门梗阻者禁用。

【制剂和用法】 片剂:每片含磺胺甲噁唑 0.4g、甲氧苄啶 80mg 和颠茄流浸膏 8mg。口服,1 次 2 片,第一天服 3 次,以后 1 日 2 次,1～5 天为一个疗程。根据病情需要,如继续服药,需在医生指导下使用。

柳氮磺吡啶

柳氮磺吡啶(Sulfasalazine)为磺胺类药物,化学结构如下:

$$\text{HOOC}-\text{HO}-\text{C}_6\text{H}_3-\text{N}=\text{N}-\text{C}_6\text{H}_4-\text{SO}_2-\text{NH}-\text{C}_5\text{H}_4\text{N}$$

【其他名称】 维柳芬,舒腹捷,长建宁,常态宁。

【药理作用】 本药为口服不易吸收的磺胺类抗菌药。吸收的少部分药物在肠微生物作用下,分解生成 5-氨基水杨酸和磺胺吡啶。5-氨基水杨酸与肠壁结缔组织络合后,能较长时间停留在肠壁组织中,起到抗菌消炎和免疫抑制作用,同时,可抑制 PG 的合成和其他炎症介质白三烯的合成。本药分解生成的磺胺吡啶对肠道菌群有微弱的抗菌作用。目前认为,对炎症性肠病产生疗效的主要成分是 5-氨基水杨酸。

【临床应用】 主要用于炎症性肠病,即 Crohn 病和溃疡性结肠炎。

【不良反应】 ①常见过敏反应,表现为药疹、渗出性多形性红斑、剥脱性皮炎和大疱表皮松解萎缩性皮炎等。也有光敏反应、药热、关节及肌肉疼痛等。②血液系统有中性粒细胞减少或缺乏症、血小板减少和再生障碍性贫血,表现为咽痛、发热、苍白和出血倾向等。

③肝肾损害,可发生黄疸、肝功能减退、急性重型肝炎、结晶尿、血尿和管型尿,偶有间质性肾炎和肾小管坏死等。④其他反应有恶心、呕吐、腹泻、腹痛、头痛、乏力、甲状腺肿大和功能减退、中枢神经系统毒性等。罕见胰腺炎、男性精子减少和不育症等。

【注意事项】 ①缺乏 6-磷酸葡萄糖脱氢酶的患者服用本药后易产生溶血性贫血和血红蛋白尿。②本药可与胆红素竞争蛋白结合部位,使游离胆红素升高。新生儿由于肝功能不完善,易产生高胆红素血症和新生儿黄疸。③服用本药期间应多饮水,保持高尿流量,以防结晶尿的发生。必要时也可服用碳酸氢钠,以碱化尿液。④对呋塞米、砜类、噻嗪类、磺胺类碳酸酐酶抑制药等过敏者,对本药也会过敏,应慎用。⑤用药期间应定期进行全血象、直肠镜、尿常规等检查。⑥腹泻症状无改善时,可加大剂量。⑦有胃肠道刺激症状的患者,除餐后用药外,也可分成少量多次服用,甚至 1 小时 1 次,使症状减轻。⑧根据患者的反应和耐受性,随时调整剂量。部分患者可采用间歇治疗,即用药 2 周,停药 1 周。⑨对本药过敏、肠梗阻或尿路梗阻者、2 岁以下儿童、妊娠和哺乳期妇女禁用。

【制剂和用法】 片剂:0.25g。口服,成人,初始剂量为 1 日 2~3g,分 3~4 次服用。无明显不适,可逐渐增加剂量至 1 日 4~6g,待肠病症状缓解后,逐渐减量至维持量,1 日 1.5~2g。小儿,1 日 40~60mg/kg,分 3~6 次服用,病情缓解后改为维持量,1 日 30mg/kg,分 3~4 次服用。

复方角菜酸酯栓

复方角菜酸酯栓(Compound carraghenates suppositions)为非处方类痔疮用药。

【药理作用】 角菜酸酯是从海藻中提取的化合物,可在肛门直肠黏膜表面形成一层膜状结构,并可长时间地覆盖于黏膜表面,对有炎症或受损的黏膜起保护作用,其所产生的润滑作用使粪便易于排出。二氧化钛和氧化锌有止痒、减轻肛门和直肠充血的作用,从而保护黏膜。

【临床应用】 主要用于痔疮和其他肛门疾患引起的疼痛、瘙痒、肿胀、出血等的对症治疗。也可用于缓解肛门局部手术后的不适。

【不良反应】 用药局部可能会略感不适,停药后不适感会自动消失或减轻。尚无严重不良反应的报告。

【注意事项】 ①使用本药时,宜先洗净患处,用药期间注意保持良好的饮食习惯。②使用本药7天后,症状仍未缓解,需咨询医师或药师。③给药时应洗净双手或戴指套或手套。④高温环境中可能会出现轻微熔化现象,只需放置阴凉环境或冰箱冷藏室中恢复原状即可使用,对疗效无影响。⑤应将本药放置在儿童不能接触的地方。儿童必须在成人监护下使用本药。⑥过敏体质者慎用。妊娠和哺乳期妇女应在医师指导下使用。过敏者禁用。

【制剂和用法】 栓剂:本药为复方制剂,每枚含角菜酸酯0.3g、二氧化钛0.2g、氧化锌0.4g。使用时,取1枚塞入肛门内,1日2次。

第七章 眼、耳、鼻、咽喉科疾病用药

一、眼科疾病用药

醋甲唑胺

醋甲唑胺(Methazolamine)是一种降低眼压药,化学结构如下:

$$\underset{H_3C}{\underset{|}{N}}\underset{N}{\overset{S}{\diagdown}}\underset{}{\overset{CH_3CON}{\diagdown}}\underset{}{\overset{SO_2NH_2}{\diagup}}$$

【其他名称】 尼日克司,甲氮酰胺,Neptazane。

【药理作用】 为碳酸酐酶抑制剂,通过抑制睫状体中的碳酸酐酶使房水生成减少,从而降低眼压。

【临床应用】 主要用于慢性开角型青光眼、继发性青光眼。也适用于急性闭角型青光眼的术前治疗。

【不良反应】 大多出现在用药早期,主要有听力障碍、耳鸣;食欲减退、味觉失常、恶心、呕吐、腹泻;感觉异常,尤其是四肢末端的麻木感;多尿、血尿、糖尿、结晶尿和肾结石;代谢性酸中毒和电解质紊乱;荨麻疹、光敏感;偶见短暂性的近视等。

【注意事项】 ①本药不能长期用于控制眼压。也不能代替手术治疗闭角型青光眼,否则可引起永久性粘连性房角关闭。②服用磺胺药时,可能会发生过敏反应或其他严重反应,应立即停止服用。③对磺胺少见的严重反应会造成死亡,包括史蒂文斯约翰逊综合征、表皮溶解性坏死、暴发性肝坏死、粒细胞缺乏、再生障碍性贫血和血液恶液质等。④本药慎与水杨酸类药物合用,以免引起严重的代谢紊乱。与糖皮质激素合用时,可导致严重低血钾,应监护血钾浓度和心脏功能。⑤代谢性酸中毒患者慎用。血清钾、钠偏低,严重肾、肝功能不全,肾上腺衰竭,高血氯性酸中毒者等禁用。

【制剂和用法】 片剂:25mg,50mg。口服,成人,每次 25mg,1 日 2 次。早、晚餐后各服 1 次。如用药后降低眼压效果不理想,每次剂量可增加为 50mg,1 日 2 次。

吡诺克辛钠

吡诺克辛钠(Pirenoxine sodium)片剂为橙红色,专用溶剂为无色澄清液体,化学结构如下:

【其他名称】 白内停,卡他灵,Banitin,Atalin。

【药理作用】 晶状体内可溶蛋白质受醌类物质作用,逐渐变成不溶性蛋白质,是白内障形成的原因之一。醌类物质是由体内具有重要功能的氨基酸——色氨酸的异常代谢所形成。本药可竞争性对抗醌类物质对晶状体可溶性蛋白质的作用,并具有对抗自由基对晶状体损害的功能,对白内障的发展具有一定的抑制作用。也具有降低白内障囊外摘除术后后囊膜混浊发生率的作用。

【临床应用】 主要用于初期老年性白内障、外伤性白内障、轻度糖尿病性白内障、并发性白内障和先天性白内障等。

【不良反应】 极少数患者可有轻微的眼部刺激。

【注意事项】 ①使用前需将 1 片药片投入 1 瓶溶剂中,等药物完全溶解后,方可使用。②片剂溶解于溶剂后,连续使用,在 20 天内用完。③滴眼时请勿使管口接触到手、眼等部位,以防污染滴眼液。④糖尿病引起的白内障患者在使用本药的同时,需在医生的指导下结合其他治疗方法。⑤本药宜避光保存,使用后应拧紧瓶盖,以防污染。⑥过敏体质者慎用,对本药过敏者禁用。本药性状发生改变时禁止使用。

【制剂和用法】 滴眼剂:药片:0.1mg。溶剂:15ml。滴眼,1次1~2滴,1日3~4次。

二、耳、鼻、咽喉科疾病用药

羟甲唑啉

羟甲唑啉(Oxymetazoline)为咪唑啉类的衍生物,化学结构如下:

【其他名称】 甲酚唑啉,氧甲唑啉,羟间唑啉,Drixine,afrine。

【药理作用】 本药为 α 受体激动药,具有良好的外周血管收缩作用。通过激动 $α_1$ 受体,引起鼻黏膜血管收缩,从而减轻炎症所致的充血和水肿。作用迅速,在几分钟内即可产生作用,并维持数小时,有效解除鼻黏膜充血。本药还具有抗过敏和抑菌消炎的作用。

【临床应用】 主要用于急性鼻炎、慢性单纯性鼻炎、慢性肥厚性鼻炎、变态反应性鼻炎(过敏性鼻炎)、鼻息肉、航空性鼻窦炎、航空性中耳炎、鼻出血、鼻阻塞性打鼾和其他鼻阻塞性疾病。

【不良反应】 ①少数患者有轻微烧灼感、针刺感、鼻黏膜干燥,以及头痛、头晕、心率加快等反应。②喷雾或滴鼻用药过度频繁,容易导致反跳性鼻充血,久用可致药物性鼻炎。③罕见过敏反应。

【注意事项】 ①严格按照推荐剂量使用,连续使用不得超过7天。②儿童必须在成人的监护下使用。③在使用过程中如发生严重不良反应时,应立即就医。④本药不能与其他收缩血管类滴鼻剂同时使用。⑤高血压、冠心病、甲状腺功能亢进和糖尿病患者慎用。对本药过敏、萎缩性鼻炎、干燥性鼻炎、正接受 MAO 抑制剂治疗的患者、3岁以下小儿、妊娠和哺乳期妇女禁用。

【制剂和用法】 滴鼻剂:1.5mg(3ml),2.5mg(5ml),5mg(10ml)。喷雾剂:2.5mg(5ml),5mg(10ml)。滴鼻,1次1~2滴,1

日2~3次。若长时间用药,可采用每连续用7日后,停药几日再使用的间歇用药方法。喷雾,每揿定量为0.065ml。将1/4喷头伸入鼻孔内,揿压喷鼻。成人和6岁以上儿童,1次一侧1~3喷,早晨和睡前各1次。

赛洛唑啉

赛洛唑啉(Xylometazoline)为咪唑啉类的衍生物,化学结构如下:

【其他名称】 丁苄唑啉,叔丁唑啉,Novorin。

【药理作用】 本药为α受体激动药,直接作用于鼻黏膜小血管上的α_1受体,产生收缩血管的作用,从而减少血流量,减轻炎症所致的鼻黏膜充血和水肿。滴鼻后5分钟起效,作用可维持5~6小时。

【临床应用】 用于减轻急性鼻炎、鼻窦炎、过敏性鼻炎和肥厚性鼻炎所致的鼻塞症状。

【不良反应】 ①偶见一过性烧灼感、针刺感、鼻黏膜干燥,以及头痛、头晕、心率加快等反应。②喷雾或滴鼻用药过度频繁,容易导致反跳性鼻充血,久用可致药物性鼻炎。

【注意事项】 ①本药不能与MAO抑制剂、三环类抗抑郁药或其他收缩血管类滴鼻剂同时使用。②儿童必须在成人的监护下使用。③在使用过程中如发生严重不良反应时,应立即就医。④高血压、冠心病、甲状腺功能亢进、糖尿病、闭角型青光眼患者慎用。萎缩性鼻炎、鼻腔干燥者禁用。

【制剂和用法】 滴鼻剂:儿童用:5mg(10ml)。成人用:10mg(10ml)。喷雾剂:0.1%(10ml)。滴鼻,1次1~2滴,1日2次。喷雾,1次一侧2~3喷,早晨和睡前各1次。连续用药不得超过7天,长期大量使用的患者,疗程之间须有间隔。

萘甲唑啉

萘甲唑啉(Naphazoline)为咪唑啉类的衍生物,化学结构如下:

【药理作用】 本药为 α 受体激动药,具有直接激动鼻黏膜小血管上的 $α_1$ 受体的作用,从而引起血管收缩,减轻炎症所致的鼻黏膜充血和水肿。

【临床应用】 主要用于急、慢性鼻炎,过敏性及炎症性鼻充血。

【不良反应】 主要有:①滴药过频易致反跳性鼻充血,久用可致药物性鼻炎。②少数患者有轻微的烧灼感、针刺感、鼻黏膜干燥,以及头痛、头晕、心率加快等反应。③罕见过敏反应。

【注意事项】 ①本药仅供滴鼻,切忌口服。②严格按照推荐剂量使用,用药间隔不少于 4~6 小时,连续使用不得超过 7 天。③启用后最多可用 4 周。④本药不能与其他收缩血管类滴鼻剂同时使用。⑤高血压、冠心病、甲状腺功能亢进、糖尿病患者和孕妇慎用。对本药过敏者禁用。

【制剂和用法】 滴鼻剂:0.1%(10ml)。专用于成人,滴鼻,1 次 2~3 滴,1 日 2 次。

第八章 过敏疾病用药

氯雷他定

氯雷他定(Loratadine)为哌啶类(三环类)抗组胺药,为阿扎他定(Azatadine)的衍生物,化学结构如下:

【其他名称】 氯羟他定,诺那他定,克敏能,开瑞坦,Clarityne,Claritine。

【药理作用】 具有选择性拮抗外周组胺 H_1 受体的作用,其抗组胺作用起效快、效果好、持续时间长。其作用强于阿司咪唑和特非那定。用药后能迅速缓解过敏所引起的打喷嚏、流鼻涕、鼻痒、鼻塞、眼部痒及烧灼感、瘙痒等。无镇静作用,无抗毒蕈碱样作用。对乙醇无强化作用。

【临床应用】 主要用于过敏性鼻炎,急、慢性荨麻疹,过敏性结膜炎,花粉症及其他过敏性皮肤病。

【不良反应】 ①常见不良反应有有乏力、头痛、口干等。②罕见肝功能异常、黄疸、肝炎、肝坏死、脱发、心动过速、过敏反应等。

【注意事项】 ①在每天 10mg 的剂量下,无明显镇静作用。②在作皮试前约 48 小时应停止使用本药,因抗组胺药能阻止或降低皮试阳性反应的发生。③与其他中枢抑制药、三环类抗抑郁药合用或服药期间饮酒,可引起严重嗜睡。④过敏体质者、严重肝功能不全者、妊娠和哺乳期妇女慎用。对本药过敏者禁用。

【制剂和用法】 片剂:10mg。胶囊剂:10mg。颗粒剂:5mg。糖浆剂:60mg(6ml)。复方氯雷他定伪麻黄碱缓释片剂:含氯雷他定5mg,伪麻黄碱120mg。口服,成人及12岁以上儿童,1次10mg,1日1次,空腹服用。日夜均有发作者,可1次5mg,每日晨、晚各服1次。儿童,口服,2~12岁,体重大于30kg者,1次10mg,1日1次;体重小于30kg者,1次5mg,1日1次。复方氯雷他定片,成人及12岁以上儿童,1次1片,1日2次。

司他斯汀

司他斯汀(Setastine)的化学结构如下:

【其他名称】 齐齐。

【药理作用】 为外周组胺 H_1 受体拮抗剂,能对抗组胺引起的支气管痉挛和血管通透性增加。镇静作用和对中枢神经系统的影响较小。口服吸收快,30分钟起效,$t_{1/2}$ 为14.5小时。

【临床应用】 主要用于治疗急、慢性荨麻疹,常年性变应性鼻炎,也可用于其他急、慢性过敏反应症状。

【不良反应】 ①常见有疲乏、困倦、头痛、头晕、胃部不适、口干、饥饿、恶心等,偶见腹泻、便秘。②大剂量时可出现注意力减退、嗜睡发困、反应迟钝、恶心等症状。

【注意事项】 ①与其他中枢抑制药、三环类抗抑郁药合用或饮酒,可引起严重嗜睡。服用本药期间应禁酒。②驾驶员及操纵机器者慎用。③3岁以下儿童、妊娠和哺乳期妇女禁用。严重肝、肾功能不全者禁用。

【制剂和用法】 片剂:1mg。口服,成人,每次 1mg,1 日 2 次。必要时可增加剂量,每日最高量不超过 6mg。

第九章 治疗肿瘤用药

一、抗代谢药

吉西他滨

吉西他滨（Gemecitabine）为一新的胞嘧啶核苷衍生物，化学结构如下：

【其他名称】 双氟脱氧胞苷，健择，Gemzar，dFdC。

【药理作用】 本药为核苷同系物，属于细胞周期特异性抗肿瘤药物。主要杀伤处于 S 期（DNA 合成期）的细胞，同时，也阻断细胞增殖由 G_1 期向 S 期过渡。本药进入细胞内由核苷激酶代谢成有活性的二磷酸核苷（dFdCDP）和三磷酸核苷（dFdCTP）。二磷酸吉西他滨可抑制核苷酸还原酶（此酶催化 DNA 合成过程中合成三磷酸脱氧核苷的化学反应），从而导致脱氧核苷酸（包括 dCTP）浓度降低。三磷酸吉西他滨可与 dCTP 竞争性结合到 DNA 上，而细胞中 dCTP 浓度降低，又促进三磷酸吉西他滨与 DNA 结合，从而阻止 DNA 的进一步合成。并且 DNA 聚合酶 ε 不能清除吉西他滨核苷酸和修复合成过程中的该 DNA 链。

【临床应用】 主要用于治疗中、晚期非小细胞肺癌，是局部晚期

（Ⅲ期）和已经转移（Ⅳ期）的非小细胞肺癌的一线用药。晚期胰腺癌患者在氟尿嘧啶类治疗失败后作为二线用药。对卵巢癌、乳腺癌、膀胱癌、子宫颈癌、肝癌、胆道癌、鼻咽癌、睾丸癌、间皮瘤和头颈部癌也具有姑息性疗效。

【不良反应】 主要有：①本药对骨髓具有抑制作用，可出现贫血、白细胞降低和血小板减少，其中中性粒细胞和血小板减少较常见。4周方案（第1、8、15日给药）比3周方案（第1、8日给药）对血象的影响大。②消化系统中，约2/3的患者发生肝氨基转移酶升高，多为轻度，无需停药。约1/3的患者出现恶心、呕吐反应。③近50%的患者用药后可出现轻度蛋白尿、血尿，罕见不明原因性肾衰。④其他反应有：约25%的患者出现皮疹，10%的患者可出现瘙痒，极少数出现脱皮、水泡和溃疡等。约20%的患者出现类似流感的表现，常见发热、头痛、背痛、寒战、肌痛、乏力、厌食等。

【注意事项】 ①接受本药治疗的患者需密切观察，一旦出现药物毒性反应时，能够及时处理。②本药可引起轻度至中度困倦，用药期间禁止患者从事驾驶和操纵机器工作。③老年患者、肝肾功能不全者应调整剂量。④本药忌与放射治疗配合使用，因其可引起严重的、甚至威胁生命的毒性反应，如食管炎、肺炎、食管纤维样变性等。如必须配伍，化疗与放射治疗的间隔至少4周。⑤对本药过敏、妊娠和哺乳期妇女禁用。严重肾功能不全患者禁忌联合使用顺铂。

【制剂和用法】 注射剂：200mg，1000mg。成人，静脉滴注，一般剂量为800～1250mg/m^2，于30～60分钟内滴完，每周1次，连续2周停1周（即在第1、8日静脉滴注，第15日休息），每3周重复1次为一个周期，连续2个周期为一个疗程。美国FDA批准的具体用药方法是：胰腺癌：每4周为一个疗程，每次1000mg/m^2，静脉滴注，每周1次，连续3周，第4周休息；肺癌：每4周为一个疗程，每次1000mg/m^2，静脉滴注，第1、8、15日各用药1次，第4周休息。同时，在第1日滴注后给予顺铂1000mg/m^2，静脉滴注。

卡培他滨

卡培他滨(Capecitabine)为 5-FU 的衍生物,化学结构如下:

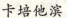

【其他名称】 希罗达,Xeloda。

【药理作用】 本药口服后经肠黏膜迅速吸收,进入肝脏后被羧基酯酶转化为无活性的中间体 $5'$-脱氧-$5'$-氟胞苷($5'$-deoxy-$5'$-fluorocytidine,$5'$-DFCR),后者在肝脏和肿瘤组织的胞苷脱氨酶的作用下转化为 $5'$-脱氧-$5'$-氟尿苷($5'$-deoxy-$5'$-fluorouritidine,$5'$-DFUR),最后在肿瘤组织内经胸苷磷酸化酶催化为 5-FU 而起作用。口服后,迅速完全转化为 $5'$-DFCR 和 $5'$-DFUR,肿瘤组织内 5-FU 的浓度是血液中的 100 倍,是肌肉组织的 2 倍。对多种动物肿瘤的疗效明显高于 5-FU。

【临床应用】 主要用于治疗晚期乳腺癌、大肠癌,可作为蒽环类和紫杉醇治疗失败后的乳腺癌解救治疗。

【不良反应】 主要有:①消化系统表现有恶心、呕吐、腹泻、胃炎等。②服药后近 50% 的患者出现手足综合征,表现为麻木、感觉迟钝、麻刺感、无痛感和疼痛感、皮肤肿胀或红斑、水泡、严重疼痛等。③血液系统可出现中性粒细胞减少、贫血、脱水等。④其他常见反应有:皮炎、脱发、头痛、味觉障碍、眩晕、失眠、疲乏、发热和嗜睡等。

【注意事项】 ①与香豆素类药合用,可出现凝血参数改变,应注意。②与索立夫定或其他类似物合用,可产生致命的氟尿嘧啶毒性,应禁止合用。③对本药过敏者,严重骨髓抑制,严重肝、肾功能不全者,妊娠和哺乳期妇女禁用。

【制剂和用法】 片剂：150mg，500mg。常规治疗为每日2500mg/m^2，连续用2周，休息1周。每日总剂量分早、晚2次于饭后半小时用水吞服。如病情恶化或产生不能耐受的毒性，应停止治疗。

替加氟

替加氟（Tegafur）为氟尿嘧啶的衍生物，化学结构如下：

【其他名称】 喃氟啶、呋氟尿嘧啶、呋喃氟尿嘧啶。

【药理作用】 替加氟进入体内后，经肝脏活化逐渐转变为氟尿嘧啶，在酶的作用下进一步转化为5-氟脱氧尿嘧啶核苷酸而抑制胸腺嘧啶核苷酸合成酶，从而在体内干扰DNA、RNA和蛋白质的合成，产生抗肿瘤作用。主要作用于S期，为细胞周期特异性药物。本药毒性较小，仅为氟尿嘧啶的1/7～1/4，但化疗指数是氟尿嘧啶的2倍。

【临床应用】 主要用于治疗：①消化道癌如胃癌、结肠癌、直肠癌、胰腺癌等。②对乳腺癌和肝癌也有一定疗效。

【不良反应】 主要有：①骨髓抑制，表现为白细胞、血小板减少。②神经精神系统表现有头痛、眩晕、共济失调、精神状态改变等。③消化系统反应有恶心、呕吐、腹泻、肝肾功能改变等。④其他反应有注射部位静脉炎、肿胀和疼痛，偶见发热、皮肝瘙痒、色素沉着等。

【注意事项】 ①本药遇冷析出结晶，可温热使其溶解并摇匀后使用。②对本药过敏者，严重肝、肾功能不全者，妊娠和哺乳期妇女禁用。

【制剂和用法】 注射剂：0.5g（10ml）。单药成人，1日剂量为

800～1000mg,或按体重给药,1 次 15～20mg/kg,溶解于 5％葡萄糖溶液或 0.9％氯化钠溶液 500ml 中,1 日 1 次,静脉滴注。总量 20～40g 为一个疗程。

替加氟/尿嘧啶

替加氟/尿嘧啶(Tegafur/Uracil)是替加氟和尿嘧啶的复合制剂。

【其他名称】 优福定、优氟泰、UFT。

【药理作用】 与替加氟相同,在体内经肝脏活化转变为氟尿嘧啶,从而干扰和拮抗 DNA、RNA 和蛋白质的合成,产生抗肿瘤作用。尿嘧啶的作用是可拮抗替加氟的降解,特异性提高肿瘤组织中氟尿嘧啶及其活性物质的浓度。

【临床应用】 主要用于治疗消化道癌、乳腺癌及甲状腺癌等。本药与丝裂霉素合用治疗胃癌,与阿霉素、平阳霉素合用治疗食管癌有较好疗效。

【不良反应】 与替加氟相同,主要有骨髓抑制和消化道反应。但消化道反应较替加氟略重,而对血象影响轻微。

【注意事项】 对本药过敏者,严重肝、肾功能不全者,妊娠和哺乳期妇女禁用。

【制剂和用法】 片剂:每片含替加氟 50mg,尿嘧啶 112mg。胶囊剂:每粒含替加氟 100mg,尿嘧啶 224mg。口服,1 次 2～3 片,1 日 3～4 次,总量 400～600 片为一个疗程。服用胶囊剂,每日 3～4 次,每次 1～2 粒。

二、来源植物的抗肿瘤药

依托泊苷

依托泊苷(Etoposide)为鬼臼脂(Podophyllin)的半合成衍生物，化学结构如下：

【其他名称】 鬼臼乙叉苷，足叶乙苷，Vepesid Lastet，VP-16。

【药理作用】 为细胞周期特异性抗肿瘤药，作用机制主要有：①对S期和G_2期肿瘤细胞有较大的杀伤作用，使细胞阻滞于G_2期。②在体内可激活某些内切酶，或通过代谢物作用于DNA。其非糖苷同系物4-去甲基表鬼臼毒素，可作用于DNA拓扑异构酶Ⅱ，形成药物—酶—DNA稳定的可逆性复合物，阻碍DNA的修复。由于形成的复合物是可逆的，故损伤的DNA可以得到修复，降低了细胞毒作用，同时，延长药物的给药时间，可提高抗肿瘤活性。由于在同类药物中毒性较低，对小细胞肺癌、淋巴瘤、睾丸肿瘤等疗效较突出，目前成为常用抗肿瘤药物之一。

【临床应用】 主要用于治疗小细胞肺癌、恶性淋巴瘤、恶性生殖细胞瘤、白血病等，对卵巢癌、乳腺癌、神经母细胞瘤、横纹肌肉瘤、胃癌、食管癌等也有一定疗效。

【不良反应】 ①可逆性的骨髓抑制较明显，包括白细胞及血小板减少,多发生在用药后的 7~14 日(最低值 2 周),20 日左右后恢复正常(3 周时可恢复)。②消化道反应有食欲减退、恶心、呕吐、口腔炎等。③其他:脱发较常见。静脉滴注过快(少于 30 分钟)可有体位性低血压、喉痉挛等的发生。

【注意事项】 ①不宜静脉推注,静滴速度不得过快,滴注时间不得少于 30 分钟。②不得作胸腔、腹腔和鞘内注射。③本药在 5%葡萄糖溶液中不稳定,可形成微细沉淀。本药用氯化钠稀释,浓度不超过 0.25mg/ml,然后立即应用,若稀释后有沉淀产生则禁用。④与长春新碱合用可增强长春新碱的神经毒性。

【制剂和用法】 胶囊剂:50mg,100mg。注射剂:50mg,100mg。①实体瘤:1 日 60~100mg/m^2,静脉滴注,1 日 1 次,连续 3~5 天,每 3~4 周重复用药 1 次。②白血病:1 日 60~100mg/m^2,静脉滴注,1 日 1 次,连续 5 天,根据血象情况,间隔一定时间重复用药。③小儿常用量为 100~150mg/m^2,连续给药 3~4 天。④口服相同剂量,连服 10 日,或加倍剂量连服 5 日,每 3~4 周重复给药 1 次。

多西他赛

多西他赛(Docetaxel)为紫杉醇类抗肿瘤药,又称为多烯紫杉醇,化学结构如下:

【其他名称】 紫杉物尔,多西紫杉醇,泰索帝,Taxotert,TXT。

【药理作用】 作用与紫杉醇(Paclitaxel,PTX)相同,为周期特异性药物。作用于 M 期,通过干扰细胞的有丝分裂和分裂期间细胞功能所必需的微管网络而起到抗肿瘤的作用。多西他赛可与游离的微管蛋白结合,促进微管蛋白聚合、装配成稳定的微管,并抑制其解聚,从而使小管的数量显著减少,抑制细胞的有丝分裂,并可破坏微管网状结构。

【临床应用】 对晚期乳腺癌、卵巢癌、非小细胞肺癌有较好的疗效。对头颈部癌、胰腺癌、小细胞肺癌、胃癌、黑色素瘤、软组织肉瘤也有一定疗效。

【不良反应】 ①骨髓抑制,剂量限制性毒性为中性粒细胞减少,与PTX不同的是白细胞减少呈剂量依赖性而非时间依赖性。贫血少见,少数患者有重度血小板减少。②胃肠道反应有恶心、呕吐、腹泻等。③过敏反应的发生率明显低于PTX,表现为瘙痒、潮红、皮疹、药物热、寒战等,严重过敏反应少见,可出现支气管痉挛、呼吸困难、低血压等。④皮肤反应有手、足、脸部、胸部和臂部出现皮疹,可伴有瘙痒,常在用药后1周内发生,在下次用药前可恢复。有些患者表现为指(趾)甲改变、色素沉着,甚至指甲脱落。⑤体液潴留:可使毛细胞管通透性增加和体重增加,当累计剂量达$400mg/m^2$后,可出现下肢液体潴留,甚至发展到全身水肿,体重可增加3kg以上。一般停止治疗后液体潴留逐渐消失。极少数患者可出现胸腹腔积液、心包积液等。⑥其他反应有脱发、关节炎、黏膜炎、乏力、肌肉痛、注射部位反应、神经毒性和心血管毒性等。

【注意事项】 ①出现严重过敏反应时,立即中止治疗并采取相应处理措施。②液体潴留是本药独特的不良反应,在用药4周后常见,应给预防用药。③所有患者在接受多西他赛治疗前,需预服药物以防止过敏反应的发生和减轻体液潴留,预服药物有糖皮质激素,如在多西他赛注射头一天,开始服用地塞米松,每日16mg,服用4~5天。④中性粒细胞减少为常见副作用,治疗期间应对白细胞数目进行监测。⑤对本药过敏、骨髓抑制、严重肝肾功能不全患者禁用。妊娠和哺乳期妇女禁用。

【制剂和用法】 注射剂:20mg,80mg,附有1.5ml和6ml的溶剂。单药剂量为$100mg/m^2$,静脉滴注1小时,每3周重复1次。联合用药一般为 60～75mg/m², 滴注 1 小时, 每 3 周重复 1 次。只供静脉滴注, 临用前用提供的溶剂溶解, 放置 5 分钟, 然后检查溶液是否均匀澄明, 再用 5% 葡萄糖溶液或 0.9% 生理盐水溶液稀释, 最终浓度不超过 0.9mg/ml。

羟喜树碱

羟喜树碱（Hydroxycamptothecine）是从珙桐科植物喜树 (*Camptotheca acuminata*) 的种子或根皮中提取、纯化得到的一种生物碱, 化学结构如下：

【其他名称】 HCPT。

【药理作用】 是细胞毒类抗肿瘤药, 为细胞周期特异性药物, 主要作用于 S 期（DNA 合成期）, 对 G_0 期细胞没有作用, 对 G_1、G_2 与 M 期细胞有轻微的杀伤作用。DNA 拓扑异构酶Ⅰ的主要功能是催化超螺旋 DNA 解旋, 从而进行复制和转录。羟喜树碱可抑制 DNA 拓扑异构酶Ⅰ的活性, 从而阻滞肿瘤细胞 DNA 的复制和转录, 干扰肿瘤细胞增殖周期。并具有诱导肿瘤细胞分化和凋亡的作用。

【临床应用】 主要用于治疗原发性肝癌、胃癌、膀胱癌、直肠癌、头颈上皮癌、白血病等。

【不良反应】 ①消化系统反应有恶心、食欲减退等, 但不影响治疗, 停药后症状很快减轻并消失。②泌尿系统反应有尿急、尿痛和血尿等, 停药 1 周后逐渐消失。③其他反应有白细胞减少、脱发、心电图改变等。

【注意事项】 ①本药仅限用 0.9% 氯化钠溶液稀释。②静脉给药时切勿外溢, 否则会引起局部疼痛和炎症。③对本药过敏者、妊娠和哺乳期妇女禁用。

【制剂和用法】 注射剂：5mg, 8mg。①原发性肝癌：静脉注射, 1

日 4~6mg,用 0.9％氯化钠溶液 20ml 溶解后,缓慢注射。肝动脉给药,用 4mg 加 0.9％氯化钠溶液 10ml 灌注,每日 1 次,15~30 天为一个疗程。②胃癌:静脉注射,1 日 4~6mg,用 0.9％氯化钠溶液 20ml 溶解后,缓慢注射。③直肠癌:经肠系膜下动脉插管,用 6~8mg,加 0.9％氯化钠溶液 500ml,动脉注入,每日 1 次,15~20 次为一个疗程。④头颈上皮癌:静脉注射,1 日 4~6mg,用 0.9％氯化钠溶液 20ml 溶解后,缓慢注射。⑤白血病:成人剂量按体表面积计算,1 日 6~8mg/m^2,用 0.9％氯化钠溶液溶解后,静脉滴注,连续给药,30 天为一个疗程。

三、其他药物

奥沙利铂

奥沙利铂(Oxaliplatin)为第三代铂类抗癌药,为左旋反式二氨环己烷的铂类化合物,即以 1,2-二氨基己烷基团代替顺铂的氨基,化学结构如下:

【其他名称】 草酸铂,OXA,L-OHP。

【药理作用】 与其他铂类药物作用相同,以 DNA 为靶作用部位,铂原子与 DNA 形成交叉联结,拮抗其复制和转录,属于非周期特异性药物。对顺铂已耐药的细胞株(卵巢 A_{2780}、白血病 L_{1210} 等)、大肠癌细胞株 HT_{29} 及其他铂类耐药株具有特别显著的抑制作用。与 5-FU 联合应用具有协同作用。体内、体外与顺铂无交叉耐药性。

【临床应用】 对大肠癌、卵巢癌有较好的疗效,对胃癌、非霍奇金淋巴瘤、非小细胞肺癌、头颈部肿瘤有一定疗效。经过 5-FU 治疗失败后的结肠、直肠癌转移的患者,可单独或联合 5-FU 进行治疗。

【不良反应】 ①常见恶心、呕吐、腹泻等,且腹泻较常见,有些患者腹泻频繁,程度较重。②神经系统以末梢神经炎为主要表现,有时可有口腔周围、上呼吸道和上消化道的痉挛、感觉障碍,遇冷加重,偶见可逆性急性咽喉感觉异常。③血液系统不良反应主要有贫血、白细胞减少、粒细胞减少、血小板减少等。④其他反应有局部静脉炎、轻度转氨酶升高,罕见发热、便秘、皮疹等,无肾毒性和脱发。

【注意事项】 ①使用本药时应给予预防性或治疗性的止吐用药。②不要用生理盐水溶解稀释本药。③在制备和稀释药液时勿与铝制品接触。④禁与碱性药物或碱性溶液配伍。⑤用药期间勿吃冷食,禁用冰水漱口。

【制剂和用法】 注射剂:50mg,100mg。每次单独用药剂量为130mg/m^2,联合用药剂量为100mg/m^{2}或130mg/m^2,加入到5%葡萄糖溶液250~500ml中,在2~6小时内滴完。没有主要毒性出现时,每3周(21天)给药1次。

去甲斑蝥酸钠

去甲斑蝥酸钠(demethycantharidate sodium)的化学结构如下:

【其他名称】 依尔康,利佳。

【药理作用】 对肝癌、食管癌、肺癌等细胞株的形态或增殖有破坏或抑制作用,干扰癌细胞分裂,阻断于 M 期。可使癌细胞骨架破坏(微丝、微管),影响其超微结构,导致线粒体、微绒毛、质膜等损伤。能抑制癌细胞的 DNA 合成,对正常骨髓细胞没有抑制作用,并能升高白细胞。给药后 15 分钟在肝、肾、肠、癌组织中达到高峰浓度。

【临床应用】 主要用于原发性肝癌、食管癌、胃和贲门癌、肺癌及白细胞低下症。也可作为癌症术前用药或用于联合化疗中。用于乙型肝炎也有一定疗效。

【不良反应】 口服较大剂量或1次注射量超过30mg,部分患者可出现恶心、呕吐等消化道症状以及心、肝、肾损伤。少数患者使用本药时可出现体温升高。

【注意事项】 ①静脉给药时应注意避免药液漏出血管壁外。瘤内注射时,防止药液溢出瘤体外。②使用本药时如出现体温升高,可对症处理。③有出血热倾向的患者,应慎用较高剂量。④妊娠和哺乳期妇女慎用。对本药过敏者禁用。

【制剂和用法】 片剂:5mg。注射剂:10mg(2ml)。口服,成人,1次5~20mg,重症者可增加剂量至30mg,1日3次,空腹服。静脉注射或静脉滴注,1日10~20mg,溶解于适量葡萄糖注射液中,缓慢静脉推注,或加入到250~500ml葡萄糖注射液中缓慢静滴。儿童用量酌减,一般为成人剂量的25%~50%。

第十章 麻醉用药

一、全身麻醉药

七氟烷

七氟烷(Swvoflurane)为含氟的吸入麻醉药,化学结构如下:

$$\mathrm{F-\underset{\underset{H}{|}}{\overset{\overset{H}{|}}{C}}-O-\underset{\underset{CH_3}{|}}{\overset{\overset{H}{|}}{C}}-CH_3}$$

【其他名称】 七氟醚,七氟异丙甲醚,Sevofrane,Travenol。

【药理作用】 为含氟的吸入麻醉药,诱导时间比恩氟烷、氟烷短,苏醒时间三者无差异。麻醉期间的镇痛、肌松效应与恩氟烷、氟烷相同。本药对呼吸的抑制作用较氟烷小,对脑血流量、颅内压的影响与异氟烷相似。

【临床应用】 主要用于全身麻醉的诱导和维持。

【不良反应】 ①主要不良反应有血压下降、心律失常、恶心、呕吐等。儿童可出现激动不安和咳嗽加重等。②可见兴奋、嗜睡、寒战、心动过缓、头痛、头晕、唾液增多、呼吸紊乱、高血压、体温降低等。③偶见心律不齐、转氨酶升高、低氧血症、呼吸暂停、白细胞增多、室性或室上性期前收缩、哮喘、尿潴留、糖尿等。④极少见恶性高热、急性肾衰竭和肺水肿等。

【注意事项】 ①本药可引起子宫平滑肌松弛,产科麻醉时慎用。②本药麻醉的苏醒期通常较短,需较早给予镇痛药以减轻手术后疼痛。③肝胆疾患及肾功能不全者慎用。④妊娠和哺乳期妇女慎用。⑤对本药过敏、已知或怀疑有恶性高热遗传史的患者禁用。

【制剂和用法】 吸入用液体剂：120ml，250ml。①麻醉诱导：以50%～70%氧化亚氮与本药2.5%～4.0%吸入。使用睡眠量的静脉麻醉时，诱导量通常为0.5%～5.0%。②麻醉维持：以最低有效浓度维持外科麻醉状态，常为低于4%浓度(0.5%～3%)。

丙泊酚

丙泊酚(Propofol)为烷基酚类的化合物，化学结构如下：

$$(CH_3)_2HC-\underset{}{C_6H_3(OH)}-CH(CH_3)_2$$

【其他名称】 丙扑佛，异丙酚，普罗佛尔，二异丙酚，普鲁泊福，得普利麻，Diprivan。

【药理作用】 为短效静脉麻醉药。静脉注射后迅速分布于全身，40秒内可产生睡眠状态，进入麻醉期迅速、平稳。本药的镇痛效果较弱，可使颅内压降低、脑耗氧量及脑血流量减少。对呼吸系统有抑制作用，可出现短暂性呼吸停止。对循环系统也有抑制作用，可出现低血压。在8分钟左右麻醉迅速恢复。

【临床应用】 主要用于：①全身麻醉诱导和维持。②重症监护患者辅助通气治疗时的镇静。③无痛苦有创检查。

【不良反应】 ①麻醉诱导期可出现轻度兴奋现象。②麻醉恢复期可出现恶心、呕吐和头痛。③静脉注射局部可产生疼痛，但罕见血栓形成或静脉炎。④其他反应有惊厥、角弓反张的癫痫样运动、横纹肌溶解、胰腺炎、术后发热、血管水肿、支气管痉挛、延长给药后尿液变色、肺水肿和性欲亢进等。

【注意事项】 ①本药内含有大豆油，极少数患者可出现严重的过敏反应。②心血管或呼吸功能不全、低血容量患者在使用本药前应给予纠正。③病态肥胖患者应特别注意因剂量偏大导致的血流动力学方面的剧烈变化。④伴有高颅压和低平均动脉压的患者，使用本药时有降低脑灌注压的危险，应特别小心。⑤持续用药超过1日，本药的用量按体重计不宜超过每小时4mg/kg。⑥有脂肪代谢障碍及在 ICU 持续给药 3 日后的患者应监测脂质代谢情况。⑦只有在特别精密监测下,本药才可用于失代偿性心力衰竭患者和其他严重心肌疾病的患者。⑧为减轻注射点的疼痛,可在用本药前注射利多卡因。⑨对丙泊酚及其他赋形剂过敏者、妊娠和哺乳期妇女禁用。禁用于 1 个月以下小儿和重症监护的小婴儿的镇静。

【制剂和用法】 注射剂:200mg(20ml),400mg(20ml),500mg(50ml),1g(100ml)。本药连续应用不得超过 7 日。①成人麻醉:麻醉诱导,缓慢静脉注射给药,每 10 秒给药 20~40mg 直到起效。大多数小于 55 岁的成人诱导剂量为 1.5~2.5mg/kg。麻醉维持,静脉滴注每小时 4~12mg/kg。②儿童麻醉:8 岁以上的儿童麻醉诱导时,通常剂量约为 2.5mg/kg。8 岁以下者需要量可以更大,初始剂量为 3mg/kg,必要时可按 1mg/kg 的剂量追加。小于 3 岁的儿童可采用略高的用药剂量,但剂量范围应在上述建议范围内。麻醉的最长时间一般不超过 60 分钟。③重症监护成人患者的镇静:连续静脉滴注,按体重计每小时 0.3~4.0mg/kg 的剂量给药,给药速度不能超过每小时 4mg/kg。根据镇静的深度需要调整剂量。

依托咪酯

依托咪酯(Etomidate)是非巴比妥类静脉麻醉药,化学结构如下:

【其他名称】 甲苄咪唑。

【药理作用】 静脉注射迅速分布于脑组织和代谢器官,20 秒后即可产生麻醉作用,持续时间约 5 分钟。增加剂量时作用持续的时间可相应延长。对呼吸和循环系统的影响较小,有短暂的呼吸抑制,收缩压略下降和心率稍增快等。

【临床应用】　主要用于全麻诱导,也可用于短时手术麻醉维持。

【不良反应】　①常见恶心、呕吐及注药后阵挛性肌肉收缩。有时会出现咳嗽、呃逆和寒战、注射部位疼痛。②可抑制肾上腺皮质功能。

【注意事项】　①大剂量静脉滴注依托咪酯可抑制肾上腺皮质对促肾上腺素的应激反应。中毒性休克、多发性创伤或肾上腺皮质功能减退者,应同时给予适量的氢化可的松。②本药无镇痛作用,用于麻醉诱导或短期麻醉维持时须同时给予麻醉性镇痛药。③本药不宜稀释使用,也不能与其他注射液混合使用。④将本药作为氟烷的诱导麻醉剂,宜将氟烷的用量减少。⑤老年人用量酌减。⑥6个月以内新生儿和婴幼儿不宜使用。妊娠和哺乳期妇女慎用。⑦对本药或脂肪乳过敏者、重症糖尿病和高钾血症者禁用。

【制剂和用法】　注射剂:20mg(10ml)。缓慢静脉注射,按体重计1次0.15～0.3mg/kg(相当于0.075～0.15ml/kg依托咪酯脂肪注射液),于30～60秒内注射完毕。

二、麻醉辅助用药

舒芬太尼

舒芬太尼(Sufentanil)属于麻醉性镇痛药,化学结构如下:

【其他名称】　苏芬太尼,Sufenta。

【药理作用】　为阿片μ受体的激动剂,与阿片μ受体有较高的亲和力。其镇痛作用比芬太尼强5～7倍。

【临床应用】　主要用于气管内插管、使用人工呼吸的全身麻醉;

作为复合麻醉的镇痛用药;作为全身麻醉大手术的麻醉诱导和维持用药。

【不良反应】 ①可引起典型的阿片样症状,如呼吸抑制、呼吸暂停、骨骼肌强直(胸壁肌强直)、肌阵挛、低血压、心动过缓、恶心、呕吐、眩晕、缩瞳和尿潴留等。②注射部位可出现疼痛和瘙痒。③其他反应有喉痉挛、过敏反应、心搏停止、术后恢复期的呼吸再抑制。

【注意事项】 ①本药按麻醉药品管理。②本药引起的骨骼肌强直(胸壁肌强直),可使用肌松药对抗。③术前应给予适量抗胆碱药物,以避免心动过缓甚至心搏停止。④在麻醉诱导期间可加用氟哌利多,以防止恶心和呕吐的发生。⑤大剂量使用后可引起呼吸抑制并持续至术后,可用特异性拮抗药纳洛酮对抗,必要时重复给药。⑥对接受过阿片类药物治疗或有过阿片类滥用史者,可能需要使用较大的剂量。⑦肝、肾功能不全者慎用。⑧妊娠和哺乳期妇女慎用。如果哺乳期妇女必须使用,则应在用药后 24 小时方能再次哺乳。⑨甲状腺功能低下、肺部疾患、肥胖、酒精中毒、使用过其他已知对中枢神经系统有抑制作用的药物患者和老年人应慎用。⑩对阿片类过敏者、新生儿、早产儿禁用。低血溶量、低血压患者,呼吸抑制疾病患者禁用。在使用舒芬太尼前 14 日内用过单胺氧化酶抑制药者、急性肝卟啉症者、重症肌无力患者禁用。

【制剂和用法】 注射剂:$50\mu g(2ml)$,$100\mu g(2ml)$,$250\mu g(2ml)$。快速静脉注射或静脉滴注,用药时间间隔的长短取决于手术的持续时间。①成人:当作为复合麻醉的一种镇痛成分应用时,按体重 $0.5\sim 5.0\mu g/kg$ 作静脉注射,或加入输液中在 $2\sim 10$ 分钟内滴完。当临床表现显示镇痛效应减弱时,可按 $0.15\sim 0.7\mu g/kg$ 追加剂量。用于全身麻醉诱导时,静脉给药的总量为 $8\sim 30\mu g/kg$,当临床表现显示镇痛效应减弱时,可按 $0.35\sim 1.4\mu g/kg$ 追加维持量。②儿童:用于 $2\sim 12$ 岁儿童以本药为主的全身麻醉诱导和维持时,建议总量为 $10\sim 20\mu g/kg$。当临床表现显示镇痛效应减弱时,可按 $1\sim 2\mu g/kg$ 追加维持量。

瑞芬太尼

瑞芬太尼（Remifentanil）属于麻醉性镇痛药,化学结构如下：

【其他名称】 瑞捷。

【药理作用】 为一种短效的阿片 μ 受体的激动剂,与阿片 μ 受体有强亲和力,对 α 和 κ 受体的亲和力低。其效价与芬太尼相似,为阿芬太尼的 15～30 倍。静注后迅速起效,1 分钟左右达到血脑平衡。

【临床应用】 主要用于全身麻醉诱导和全麻中维持镇痛。

【不良反应】 ①本药可引起典型的阿片样症状,如呼吸抑制、低血压、心动过缓、恶心、呕吐和肌肉强直等。在停药或降低输送速度后几分钟内即可消失。②少见的不良反应有寒战、发热、眩晕、头痛、视觉障碍、呼吸暂停、瘙痒、高血压、激动、低氧血症、癫痫、潮红和过敏反应等。

【注意事项】 ①本药按麻醉药品管理。②推荐剂量时本药可引起骨骼肌强直,其发生与给药剂量和给药速度有关。③术前应给予适量抗胆碱药物,以避免心动过缓、低血压的发生。④本药不能单独用于全麻诱导,即使大剂量使用也不能保证使意识消失。⑤本药需在停用 MAOI 14 日以上方可使用。⑥肝、肾功能不全者使用时需调整剂量。⑦妊娠和哺乳期妇女慎用。⑧运动员、心律失常、慢性梗阻性肺部疾病、呼吸储备能力降低、脑外伤昏迷、颅内压增高和脑肿瘤等患者慎用。⑨对本药过敏、重症肌无力、支气管哮喘和易致呼吸抑制者禁用。

【制剂和用法】 注射剂：1mg,2mg,5mg。①麻醉诱导：本药应与吸入麻醉药、催眠药（如丙泊酚、硫喷妥钠、咪达唑仑、七氟烷等）一并给药,用于诱导麻醉。②气管插管的维持：在气管插管后,麻醉中的给药速度可以在 2～5 分钟内增加 25%～100% 或减小 25%～50%，以获得满意效果。如麻醉过浅，每隔 2～5 分钟静脉注射给予 0.5～1μg/kg 剂量，以加深麻醉深度。

咪达唑仑

咪达唑仑（Midazolam）是苯二氮䓬类药物，化学结构如下：

【其他名称】 咪哒唑仑，速眠安，多美康，力月西，Dormicum。

【药理作用】 本药具有典型的苯二氮䓬类药理活性，可产生抗焦虑、镇静、催眠、抗惊厥和肌肉松弛作用。肌内注射或静脉注射后，可产生短暂的顺行性记忆缺失，使患者不能回忆起在药物高峰期间所发生的事情。起效快，持续时间短。服药后可缩短入睡时间，延长总睡眠时间，对快动眼睡眠（REM）无影响。无耐药性和戒断症状，毒性小，安全范围大。

【临床应用】 用于麻醉前给药、全麻诱导和维持、椎管内麻醉和局部麻醉时辅助用药、诊断和治疗性操作（如心血管造影、心律转复、支气管镜检查、消化道内镜检查等）患者的镇静、ICU 患者镇静。也用于治疗失眠症。

【不良反应】 ①常见不良反应有降低潮气量和呼吸频率。静脉注射可发生呼吸抑制，特别是长期用药的老年人，可表现为呼吸暂停、窒息、心跳停搏，甚至死亡。也可出现低血压、急性谵妄、失定向、幻觉、焦虑、神经质、心率加快、皮肤红肿、皮疹等。②长期用药后患者可发生精神运动障碍，也可出现肌肉颤动、躯体不能控制的运动或跳动，罕见的兴奋和不能安静等。③肌内注射局部可出现硬块、疼痛。静脉注射后,可出现静脉触痛等。

【注意事项】 ①咪达唑仑静脉注射,特别是与阿片类镇痛药合用时,可发生呼吸抑制,甚至呼吸停止,有些患者可因缺氧性脑病而死亡。②大剂量用作全麻诱导,术后常有较长时间再睡眠现象,应注意保持患者的气道通畅。③肌内注射或静脉注射本药后患者至少3小时不能离开医院,之后应有人伴随才能离开。④急性酒精中毒时,合用本药将抑制生命体征。⑤肝、肾功能不全者慎用。⑥妊娠和哺乳期妇女慎用。⑦对苯二氮䓬类药过敏、重症肌无力、精神分裂症和严重抑郁状态患者禁用。

【制剂和用法】 片剂:15mg。注射剂:5mg(1ml),10mg(2ml),15mg(3ml)。①注射:肌内注射时用0.9%氯化钠注射液稀释。静脉给药时用0.9%氯化钠注射液、5%或10%葡萄糖注射液、5%果糖注射液、复方氯化钠注射液稀释。②在诱导麻醉前20~60分钟使用,剂量为0.05~0.075mg/kg肌内注射,老年剂量酌减。全麻醉诱导静脉注射5~10mg(0.1~0.15mg/kg)。③局部麻醉或椎管内麻醉辅助用药,分次静脉注射0.03~0.04mg/kg。④ICU患者镇静:先静脉注射2~3mg,然后以每小时0.05mg/kg静脉滴注维持。

维库溴铵

维库溴铵(Vevuronium bromide)为单季铵类固醇类中效非去极化肌肉松弛药,化学结构如下:

【其他名称】 维库罗宁,诺科隆,Morcuron。

【药理作用】 通过与骨骼肌上 N_2 受体竞争性结合,产生阻断作用,引起骨骼肌松弛。与去极化肌松药琥珀胆碱不同,本药不引起肌纤维成束颤动。肌松效能较氯化筒箭毒碱强3倍。静脉注射0.08～0.1mg/kg后,1分钟内显效,3～5分钟达高峰,维持时间30～90分钟。为中效非去极化肌松药。无阻断迷走神经的作用。不引起心率增快,故适用于心肌缺血和有心脏疾患的病人。

【临床应用】 为全身麻醉辅助用药,用于诱导麻醉期间气管插管,也可用于各种手术中肌松的维持。

【不良反应】 ①罕见过敏反应,应引起注意。②组胺释放与类组胺反应,临床可偶发局部或全身的类组胺反应。

【注意事项】 ①本药可引起呼吸肌麻痹,出现时必须采用人工呼吸支持,直到患者的自主呼吸充分恢复。②妊娠和哺乳期妇女慎用。③与吸入麻醉药同时使用,本药应减量15%。④患有神经肌肉疾病或曾经患有儿童麻痹症的患者应慎用;重症肌无力者应慎用。⑤肝硬化、胆汁淤肿或严重肾功能不全者可延长肌松药持续时间和作用消退时间。⑥心血管疾病、高龄、水肿等可导致分布容量增大,均可能使肌肉阻滞药的起效时间延长。

【制剂和用法】 注射剂:4mg(2ml)。本药仅供静脉注射使用。①气管插管:0.08～0.12mg/kg,3分钟内达插管状态。②维持剂量:为0.02～0.03mg/kg,最好在颤搐反应恢复到对照值的25%时再追加维持剂量。③新生儿和婴儿:首次剂量为0.01～0.02mg/kg,如颤搐反应未抑制到90%～95%,可再追加维持剂量。④持续静滴:应先给予单剂量0.08～0.1mg/kg,等神经肌肉阻滞开始恢复时,再开始静脉滴注,滴速调节到维持颤搐反应在对照值的10%为宜。

罗库溴铵

罗库溴铵（Rocuronium bromide）为维库溴铵的衍生物，化学结构如下：

【其他名称】 万可松，Esmeron，Zemuron。

【药理作用】 为维库溴铵的衍生物，作用也与其相似，强度是维库溴铵的1/7。通过与骨骼肌上 N_2 受体竞争性结合，产生阻断作用，引起骨骼肌松弛。静脉注射后起效快，60～90秒内即可进行插管，作用持续30～40分钟。本药为中时间作用的肌松药。

【临床应用】 为全身麻醉辅助用药，用于诱导麻醉期间气管插管，也要可用于各种手术中肌松的维持。

【不良反应】 ①极少数患者可发生过敏反应。也可诱发局部和全身的组胺释放，注射部位出现瘙痒、红斑，或发生全身类组胺反应，如支气管痉挛、低血压和心动过速等。②大剂量时有对抗迷走神经的作用，产生心血管系统作用，表现为心率略加快、平均动脉压和心输出量增加等。

【注意事项】 ①本药可引起呼吸肌麻痹，出现时必须采用人工呼吸支持，直到患者的自主呼吸充分恢复。②剂量超过0.9mg时，有可能增加心率。③在重症病房（ICU）中长期应用肌松药，为了避免本药可能引起的肌松作用延长，应注意监测神经肌肉传递功能。④低钾血症、高镁血症、低钙血症、低蛋白血症、脱水、酸中毒、高碳酸血症和恶病质等情况，可增强本药的作用，用药时需适当减量。⑤有诱发恶性高热的可能，临床医师应熟知恶性高热的早期征象，明确诊断和进行有效治疗。⑥重症肌无力、严重肝肾功能不全者慎用。

【制剂和用法】 注射剂：25mg(2.5ml)，50mg(5ml)，100mg(10ml)，250mg(25ml)。①气管插管：常规麻醉中本药的标准插管剂量为 0.6mg/kg，60 秒内可提供满意的插管条件。②维持剂量：为 0.6mg/kg，长时间吸入的麻醉患者可适当减少至 0.075～0.1mg/kg，最好在肌肉颤搐反应恢复至对照值的 25% 或对 4 个成串刺激具有 2～3 个反应时给予维持剂量。③连续输注：在静注 0.6mg/kg 后，当肌松开始恢复时再进行连续输注。适当调整输注速度，使肌肉颤搐反应维持在对照的 10% 或对 4 个成串刺激具有 1～2 个反应。④成人静脉麻醉：维持该水平肌肉松弛时的滴注速率范围为每分钟 5～10μg/kg，吸入麻醉时为每分钟 5～6μg/kg。⑤氟烷麻醉下，儿童（1～14 岁）和婴儿（1～12 月）对本药的敏感性与成人相似，但起效较成人快，儿童较成人的临床作用时间短。⑥超重和肥胖者：指病人体重超过标准体重的 30% 或更重者，应用本药时的剂量，应考虑肌肉组织的成分并适当减少剂量。

纳洛酮

纳洛酮（Naloxone）是阿片受体阻断剂，化学结构与吗啡（Morphine）相似，化学结构如下：

【药理作用】 本药对阿片的亲和力比吗啡大，能阻断吗啡样物质与阿片受体结合，拮抗吗啡样物质的作用。为阿片类物质的解毒剂，还具有增加急性中毒的呼吸抑制者的呼吸频率，对抗镇静作用及使血压上升等优点。

【临床应用】 ①用于阿片类药物复合麻醉术后，拮抗该类药物所致的呼吸抑制,促使患者苏醒。②用于阿片类药物过量,可完全或部分逆转阿片类药物引起的呼吸抑制。③解救急性酒精中毒。④用于急性阿片类药物过量的诊断。

【不良反应】 ①术后患者使用本药时偶见低血压、高血压、室性心动过速、心室颤动、呼吸困难、肺水肿和心脏停搏等。②阿片类物质依赖:对阿片类物质产生躯体依赖的患者突然逆转其阿片作用可能会引起急性戒断综合征,表现为躯体疼痛、发热、出汗、流鼻涕、打喷嚏、打哈欠、寒战、发抖、恶心、呕吐、腹痛、血压升高、心悸等。③新生儿的阿片戒断综合征可表现为惊厥、过度哭泣、反射性活动过多等。

【注意事项】 ①本药不宜用于有明显戒断症状和体征的患者,或者尿中含有阿片类物质的患者。②本药作用持续时间较短,一旦其作用消失,可使患者再度陷入昏睡和呼吸抑制。故需要注意维持用药。③对非阿片类药物引起的呼吸抑制和左丙氧芬引起的急性毒性的控制无效。④只能部分逆转部分激动药或混合激动药(丁丙诺啡、喷他佐辛)引起的呼吸抑制,需要加大纳洛酮的用量。如果不能完全有效,需用机械辅助治疗呼吸抑制。⑤肝、肾功能不全者慎用。⑥妊娠和哺乳期妇女慎用。对本药过敏者禁用。

【制剂和用法】 注射剂:0.4mg(1ml),1mg(1ml),2mg(2ml),4mg(10ml)。①成人,阿片类药物过量,首次静脉注射本药 0.4～2mg,如果未获得呼吸功能的理想改善作用,可隔 2～3 分钟重复注射给药。如给予 10mg 还未见反应,应考虑诊断问题。②部分纠正在手术使用阿片类药物后阿片的抑制效应,通常小剂量即有效。首次纠正呼吸抑制时,每隔 2～3 分钟静脉注射 0.1～0.2mg,直到产生理想的效果,即有通畅的呼吸和清醒度,无明显疼痛和不适。如大剂量逆转太快,可引起恶心、呕吐、出汗或循环系统负担加重。③重度酒精中毒者,首次给予 0.8～1.2mg,1 小时后重复给药 0.4～0.8mg。④儿童,阿片类药物过量,静脉注射的首次剂量为 0.01mg/kg,如果没有取得满意效果,再给予 0.1mg/kg。纠正术后阿片类药物的呼吸抑制时,建议每隔 2～3 分钟静脉注射 0.005～0.01mg,直至产生理想的效果。治疗新生儿阿片类药物引起的呼吸抑制时,静脉注射、肌内注射或皮下注射的常用初始剂量为 0.01mg/kg。

氟马西尼

氟马西尼(Flumazenil)为苯二氮䓬类拮抗药,化学结构与苯二氮䓬类相似,化学结构如下:

【其他名称】 安易醒,Anexate。

【药理作用】 本药为选择性苯二氮䓬类受体拮抗剂,作用于中枢神经系统的苯二氮䓬(BZD)受体,能阻断受体而无 BZD 样作用。也能部分地拮抗丙戊酸钠的抗惊厥作用。

【临床应用】 ①用于终止苯二氮䓬类药物诱导及维持的全身麻醉。②作为苯二氮䓬类药物过量时中枢作用的逆转药物。③用于鉴别诊断苯二氮䓬类、其他药物或脑损伤所致的不明原因昏迷。

【不良反应】 ①少数患者在麻醉用药后会出现恶心、呕吐和颜面潮红。在快速输注后偶尔会有焦虑、心悸、恐惧等不适感,一般不需处理。②有癫痫病史、严重肝功能不全、苯二氮䓬类长期用药史患者可能会引起癫痫发作。③对本药和苯二氮䓬类药物过敏、有严重抑郁药中毒患者禁用。

【注意事项】 ①不推荐用于长期接受苯二氮䓬类药物治疗的癫痫患者。②不推荐用于苯二氮䓬类的依赖性治疗和长期的苯二氮䓬类戒断综合征的治疗。③使用本药最初 24 小时内,用药者应避免操作有危险性的机器或驾驶机动车。④对于 1 周内大剂量或较长时间使用苯二氮䓬类药物者,应避免快速注射给药,否则将引起戒断症状。

【制剂和用法】 注射剂:0.5mg(5ml),1mg(10ml)。①用于终止苯二氮䓬类药物诱导及维持的全身麻醉:首次剂量为静脉注射

0.2mg,在 15 秒内注射完毕。若在首次注射后 60 秒内清醒程度未达标,1 次可追加 0.1mg,总量不超过 1mg,通常剂量在 0.3~0.6mg。②作为苯二氮䓬类药物过量时中枢作用的特效逆转药:推荐的首次静脉注射剂量为 0.3mg。若在首次注射后 60 秒内清醒程度未达标,可重复使用直到患者清醒,或达总量为 2mg,如果再度出现昏睡,可以每小时静脉滴注 0.1~0.4mg,滴速应根据要求的清醒程度进行个体调整。如出现意外的过度兴奋体征,可静脉注射地西泮 5mg 或咪达唑仑 5mg,并根据患者反应情况小心调整剂量。③用于鉴别诊断苯二氮䓬类、其他药物或脑损伤所致的不明原因昏迷:如果重复使用本药后,清醒程度及呼吸功能尚未显著改善,必须考虑到苯二氮䓬类药物以外的其他原因。

第十一章　感染性疾病用药

一、青霉素类药

哌拉西林舒巴坦钠

哌拉西林舒巴坦钠（Piperacillin and sulbactam sodium）为复方制剂，含有哌拉西林和舒巴坦钠，两药的化学结构如下：

哌拉西林

舒巴坦

【其他名称】　益坦。

【药理作用】　哌拉西林属于青霉素类广谱抗生素，主要通过干扰细菌细胞壁的合成而起到杀菌作用，但易被子细菌产生的 β-内酰胺酶水解而产生耐药性。舒巴坦对 β-内酰胺类抗生素耐药菌株产生的多数重要 β-内酰胺酶具有不可逆的抑制作用，防止耐药菌对哌拉西林的破坏，产生明显的协同作用。同时，舒巴坦对淋球菌、不动杆菌有抗菌活性。

【临床应用】　主要用于对哌拉西林耐药对本药敏感的产 β-内酰

胺酶致病菌引起的感染。①呼吸系统感染,如急性支气管炎、慢性支气管炎的急性发作、肺炎、支气管扩张合并感染等。②泌尿系统感染,包括单纯型泌尿系统感染和复杂型泌尿系统感染等。

【不良反应】 ①胃肠道反应表现为腹泻、稀便、恶心、呕吐、胃肠胀气等。②过敏反应有皮疹、瘙痒,也可引起过敏性休克。③局部反应有注射部位刺激反应、疼痛、静脉炎、血栓性静脉炎和水肿等。④其他反应有血清转氨酶升高、头痛、头晕、焦虑和烦躁等。

【注意事项】 ①用药前应询问药物过敏史,并作皮试。②哌拉西林可引起出血,有出血倾向的患者应检查凝血时间、血小板聚集时间和凝血酶原时间。哌拉西林与肝素、香豆素类、茚满二酮、NSAIDs、抗血小板药、磺吡酮等合用,可增加出血的危险性。③肾功能不全者慎用,用药期间应定期检测肾功能,如发现肾功能异常应及时调整治疗方案。④妊娠和哺乳期妇女、新生儿等慎用。⑤对青霉素类、头孢菌素类或β-内酰胺酶抑制药过敏或对上述药物有过敏史者禁用。

【制剂和用法】 注射剂:1.25g(含哌拉西林1g,舒巴坦0.25g),2.5g(含哌拉西林2g,舒巴坦0.5g)。本药为哌拉西林与舒巴坦按4:1的比例组成的复方制剂。①成人每次2.5~5g,每12小时给药1次。严重感染或难治性感染,每次2.5~5g,每8小时给药1次。7~14天为一个疗程,或根据病情需要调整剂量。②静脉滴注前先用10ml 5%葡萄糖注射液或0.9%氯化钠注射液溶解,然后再用同一种溶媒稀释至500~1000ml供静脉滴注,滴注时间为30~60分钟。

美洛西林舒巴坦钠

美洛西林舒巴坦钠（Mezlocillin and sulbactam sodium）为复方制剂，含有美洛西林和舒巴坦钠，两药的化学结构如下：

美洛西林

舒巴坦

【其他名称】 开林。

【药理作用】 美洛西林为青霉素类广谱抗生素，通过干扰细菌细胞壁的合成而起杀菌作用。舒巴坦对奈瑟菌科和不动杆菌有抗菌活性，而对其他细菌无抗菌作用。舒巴坦作为 β-内酰胺酶抑制剂，可与 β-内酰胺抗生素耐药菌株产生的多数重要 β-内酰胺酶产生不可逆的抑制作用，防止耐药菌对美洛西林的破坏，产生明显的协同作用。金黄色葡萄球菌、大肠埃希菌、不动杆菌属、克雷伯菌、枸橼酸菌属、流感嗜血杆菌、铜绿假单胞菌、奇异变形杆菌等对本药敏感。

【临床应用】 主要用于治疗革兰阴性菌引起的感染。①呼吸系统感染，如咽炎、扁桃体炎、急性支气管炎、慢性支气管炎的急性发作、肺脓肿等。②泌尿生殖系统感染，如肾炎、膀胱炎、尿道炎等。③腹腔感染，如胆道炎、腹膜炎等。④皮肤和软组织感染，如蜂窝组织炎、伤口感染、脓性皮炎、淋病等。⑤盆腔感染，如产后感染等。⑥脑膜炎、败血症、细菌性心内膜炎等。

【不良反应】 ①常见不良反应有食欲不振、恶心、呕吐、腹泻等，肌内注射可引起局部疼痛和皮疹等。②其他反应有血清转氨酶升高、嗜酸性粒细胞一过性增多、中性粒细胞减少、低钾血症等。

【注意事项】 ①用药前须做青霉素皮肤试验,阳性者禁用。②本药与青霉素类药和头孢菌素类药有交叉过敏反应。③肾功能不全者应适当减少剂量。④延长疗程时,应不定期检查肝、肾功能和血象。⑤长期或重复使用本药可导致细菌耐药或酵母样真菌的重度感染。⑥过敏体质患者慎用。妊娠和哺乳期妇女慎用。⑦对青霉素类抗生素过敏者禁用。

【制剂和用法】 注射剂:0.625g(含美洛西林0.5g,舒巴坦0.125g),1.25g(含美洛西林1.0g,舒巴坦0.25g),2.5g(含美洛西林2.0g,舒巴坦0.5g),3.75g(含美洛西林3.0g,舒巴坦0.75g)。本药为美洛西林与舒巴坦按4∶1的比例组成的复方制剂。成人剂量为每次2.5~3.75g,每8小时或12小时1次,7~14日为一个疗程。静脉滴注前用适当注射用水或0.9%氯化钠注射液溶解后,再加入0.9%氯化钠注射液或5%(10%)葡萄糖注射液100ml中静脉滴注,滴注时间为30~50分钟。

二、头孢菌素类药

头孢替安

头孢替安(Cefotiam)为半合成第二代头孢菌素类(Cephalosporins)抗生素,化学结构如下:

【其他名称】 头孢噻四唑,头孢噻乙胺唑,佩罗欣,泛司博林。

【药理作用】 通过抑制细胞壁的合成,影响细胞壁黏肽成分的交叉连结,使细菌溶解和死亡。其抗菌作用特点是对G^-菌有较强的抗菌活性,对β-内酰胺酶的稳定性强于第一代。对 G^+ 菌的作用与第一代相似或略差,但比第三代强。

对本药敏感的细菌有葡萄球属、链球菌属(肠球菌除外)、肺炎球菌、大肠埃希菌、肺炎克雷伯杆菌属、枸橼酸杆菌属、肠道菌属、奇异变形杆菌、普通变形杆菌、摩根变形杆菌和雷特格变形杆菌等。

【临床应用】 主要用于敏感菌引起的术后感染、烧伤感染、皮肤和软组织感染、骨和关节感染、呼吸系统感染如扁桃体炎、支气管炎、肺炎等,泌尿道感染、前列腺炎、胆囊炎、胆管炎、子宫内膜炎和盆腔炎等。

【不良反应】 ①偶见过敏反应、胃肠道反应、血象改变、急性肾功能障碍、过敏性休克、溶血性贫血等。②可致肠道菌群改变,引起维生素 B 和维生素 K 缺乏,造成出血倾向、低凝血酶原血症、舌炎、口腔炎、食欲不振和神经炎等。③大剂量静脉注射可致血管疼痛和血栓性静脉炎。④其他反应有二重感染,出现口腔炎和念珠菌症以及血清转氨酶升高、发热、咳嗽、呼吸困难、头晕、头痛、倦怠感和麻木感等。

【注意事项】 ①存在交叉过敏现象,对一种头孢菌素或头霉素(Cephamycin)过敏则对本药也过敏。故应用本药治疗前应仔细询问患者药物过敏史,对青霉素或其他β-内酰胺抗生素曾有过敏反应者应给予特别关注。最好在应用前做皮肤过敏试验。②本人或父母兄弟有易引起支气管哮喘、皮疹、荨麻疹等变态反应性疾病体质者慎用。③有胃肠疾病者,特别是溃疡性结肠炎、局限性肠炎或抗生素相关性结肠炎者慎用。④新生儿、早产儿、妊娠和哺乳期妇女慎用。⑤对头孢菌素类过敏者、有青霉素过敏性休克史者禁用。

【制剂和用法】 注射剂:0.5g,1g。①成人,1日1～2g,分2～4次给药。严重感染如败血症可用至1日4g。②儿童,按体重1日40～80mg/kg,严重感染可增至1日160mg/kg,分3～4次给药。本药可以肌内注射、静脉注射和静脉滴注给药。肌内注射时可用0.25%利多卡因注射液溶解后作深部肌内注射。静脉注射时每0.5g药物可用灭菌注射用水、0.9%氯化钠注射液、5%葡萄糖注射液稀释成约

20ml,缓慢注射。静脉滴注时将 1g 药物溶解于适量的 0.9%氯化钠注射液、5%葡萄糖注射液或氨基酸输液中,于 30 分钟内滴完。

头孢他啶

头孢他啶(Ceftazidine)为半合成第三代头孢菌素类(Cephalosporins)抗生素,化学结构如下:

【其他名称】 头孢羧甲噻肟,复达欣,Fortum。

【药理作用】 通过抑制细菌细胞壁的生物合成而达到杀菌作用。与细菌细胞壁上的青霉素结合蛋白(PBPs)结合,使转肽酶酰化,抑制细胞壁的合成,从而影响细胞壁黏肽成分的交叉连结,使细胞分裂和生长受到抑制,细菌形态变长,最后溶解和死亡。

对 G^+ 和 G^- 菌均有作用。G^+ 菌中葡萄球菌、链球菌 A、B 群、肺炎链球菌对本药敏感;本药对 G^- 菌中的大肠埃希菌、肠杆菌属、肺炎克雷伯杆菌、枸橼酸杆菌、变形杆菌、流感嗜血杆菌、脑膜炎奈瑟菌等有良好的抗菌作用。对铜绿假单胞菌的作用强,超过其他 β-内酰胺类和氨基苷类抗生素。肠球菌、耐甲氧西林的葡萄球菌、李斯特菌、螺旋杆菌、难辨梭状芽孢杆菌和脆弱拟杆菌对本药耐药。

【临床应用】 主要用于治疗 G^- 菌的敏感菌引起的下呼吸道感染(肺炎和支气管炎)、皮肤和软组织、骨和关节、胸腔、腹腔、泌尿生殖系统和中枢系统的感染等,也用于败血症的治疗。

【不良反应】 ①常见的不良反应有皮疹、皮肤瘙痒、药物热、腹泻、腹痛等。注射局部可出现静脉炎和疼痛等。②偶可发生一过性血清氨基转移酶、血尿素氮、血肌酐值轻度升高,白细胞、血小板减少,嗜酸性粒细胞增多等。

【注意事项】 ①具有交叉过敏现象,对一种头孢菌素或头霉素

(Cephamycin)过敏则对本药也过敏。故应用本药治疗前应仔细询问患者药物过敏史,对青霉素或其他 β-内酰胺抗生素曾有过敏反应者应给予特别关注。②本药与氨基苷类、抗肿瘤药和强效利尿药同用,可加重肾毒性。③对青霉素过敏者慎用。早产儿和 2 个月以内的新生儿慎用。④妊娠初期和妊娠前 3 个月妇女慎用。⑤对本药和其他头孢菌素类过敏的患者禁用。

【制剂和用法】 注射剂:1g,2g。轻症 1 日剂量为 1g,分 2 次肌内注射。中度感染 1 次 1g,1 日 2～3 次,肌内注射或静脉注射。根据感染严重程度,可将本药 1～6g 加入到 0.9%氯化钠注射液、5%/10%葡萄注射液、含乳酸的输液或右旋糖酐输液中进行静脉滴注。

头孢甲肟

头孢甲肟(Cefmenoxime)的化学结构如下:

【药理作用】 通过抑制细菌细胞壁的生物合成而达到杀菌作用。对革兰阴性菌具有强抗菌作用是由于其良好的细胞外膜通透性,对 β-内酰胺酶稳定,且对青霉素结合蛋白(PBPs)1A、1B 和 3 的亲和力强,从而对细胞壁黏肽交联形成具有较强的阻碍作用。

对化脓性链球菌和肺炎链球菌的作用强于头孢替安(Cefotian,CTM)和头孢唑啉(Cefazolin,CEZ)。对大肠埃希菌、肺炎克雷伯杆菌的作用稍强于 CTM,远强于 CEZ。对流感杆菌、变形杆菌、沙雷杆菌、枸橼酸杆菌属、肠道菌属的抗菌作用较 CTM 强,远强于 CEZ。

【临床应用】 主要用于治疗敏感菌引起的呼吸系统感染,如肺炎、支气管炎、支气管扩张合并感染,慢性呼吸系统疾病的继发感染,肺脓肿等;肾脏疾病如肾盂肾炎、膀胱炎等;妇科感染如子宫内膜炎、子宫附件炎、盆腔炎等;胆道系统感染如胆管炎、胆囊炎等;其他感染如败血症、脑脊膜炎、腹膜炎、烧伤和手术创伤的继发感染等。

【不良反应】 ①常见的不良反应有过敏反应,出现皮疹、瘙痒、红斑、发热、关节痛和淋巴肿大等。也可引起消化道反应如腹泻、腹痛、恶心、呕吐、食欲不振等。②可引起维生素 B 缺乏,出现舌炎、口腔炎、食欲不振和神经炎等。也可引起维生素 K 缺乏,表现为低凝血酶原血症和有出血倾向等。③严重的不良反应有过敏性休克、急性肾功能不全、粒细胞减少、菌群失调症、呼吸困难、嗜酸性细胞增多等。

【注意事项】 ①因可能发生过敏性休克,故注射前应详细询问用药史,并做皮肤过敏试验。②严重肾功能不全的患者、老年患者慎用。对青霉素类抗生素过敏,本人或父母兄弟中有易引起支气管哮喘、皮疹、荨麻疹等变态反应性症状体质患者慎用。③对本药或头孢菌素类有过敏反应史者禁用。

【制剂和用法】 注射剂:0.25g,0.5g,1g,2g。①成人,轻度感染,1 日 1~2g,分 2 次静脉滴注。中、重度感染,1 日 4g,分 2~4 次静脉滴注。或根据临床情况进行剂量调整。②小儿,轻度感染,按体重给药,1 日 40~80mg/kg,分 3~4 次静脉滴注。中、重度感染,可增量至 1 日 160mg/kg,分 3~4 次静脉滴注。治疗脑脊髓膜炎,可增量至 1 日 200mg/kg,分 3~4 次静脉滴注。

头孢吡肟

头孢吡肟(Cefepime)为广谱第四代头孢菌素类药物,化学结构如下:

【其他名称】 马斯平,Maxipime。

第十一章 感染性疾病用药

【药理作用】 通过抑制细菌细胞壁的生物合成而达到杀菌作用。对 G^+ 菌和 G^- 菌均有作用。对多数细菌的 β-内酰胺酶高度稳定,可迅速渗入 G^- 菌的细胞内,并与菌体内的作用靶分子青霉素结合蛋白(PBPs)结合。

对其敏感的微生物有肠杆菌属、肺炎克雷伯杆菌、大肠杆埃希菌、奇异变形杆菌、铜绿假单胞菌、金黄色葡萄球菌(MRSA 除外)、化脓性链球菌和肺炎链球菌、表皮链球菌、多数肠球菌、醋酸钙不动杆菌、枸橼酸杆菌、流感嗜酸杆菌、卡他莫拉菌等。本药对部分肠球菌、MRSA、黄单胞菌、嗜麦芽单胞菌、难辨梭状芽孢杆菌无效。

【临床应用】 主要用于治疗敏感菌引起的中、重度感染,包括下呼吸道感染(肺炎和支气管炎)、单纯下尿路感染和复杂性尿路感染(包括肾盂肾炎)、非复杂性皮肤和皮肤软组织感染、复杂性腹腔内感染(腹膜炎和胆道感染)、妇产科感染、败血症、中性粒细胞减少伴发热患者的经验治疗和儿童细菌性脑脊髓膜炎。

【不良反应】 ①常见的不良反应有腹泻、皮疹、注射局部静脉炎和疼痛、恶心、呕吐、过敏、瘙痒、发热、感觉异常等。②偶有嗜睡、惊厥、神经紧张、肠炎、口腔念珠菌感染、转氨酶升高、嗜酸性粒细胞增多、溶血性贫血和肝功能紊乱等。也可引起多形性红斑、毒性表皮坏死、肾功能紊乱、毒性肾病、再生障碍性贫血等。

【注意事项】 ①本药为广谱抗生素,常可引起二重感染如假膜性肠炎等。②可能会引起凝血酶原活性下降的,因此,对存在引起凝血酶原活性下降的危险因素的患者,如肝肾功能不全、营养不良和延长抗菌治疗的患者,应监测凝血酶原时间,必要时给予外源性维生素 K。③本药与氨基苷类、抗肿瘤药和强效利尿药同用,可加重肾毒性和耳毒性。④本药所含精氨酸在所用剂量为最大推荐剂量的 33 倍时会引起葡萄糖代谢紊乱和一过性血钾过高。较低剂量时精氨酸的影响尚不明确。⑤妊娠和哺乳期妇女慎用。⑥对头孢吡肟、L-精氨酸、头孢菌素类药物、青霉素和其他 β-内酰胺类抗生素有过敏反应者禁用。

【制剂和用法】 注射剂:0.5g,1g,2g。①轻、中度尿路感染:每次 0.5~1g,静脉滴注或深部肌内注射,疗程为 7~10 天。②重度尿路感染:日最大量为6g,每次2g,每8小时1次静脉滴注,疗程为10天。③严重感染并危及生命:日最大量为6g,每次2g,每8小时1次静脉滴注。④中性粒细胞减少伴发热的经验治疗:每次2g,每8小时1次静脉滴注,疗程为7~10天,或至中性粒细胞减少缓解。如发热缓解但中性粒细胞仍处于异常低水平,应重新评价是否继续使用。⑤本药可用0.9%氯化钠注射液、5%或10%葡萄注射液、0.16mol/L乳酸钠、林格液等溶解。

头孢哌酮钠舒巴坦钠

头孢哌酮钠舒巴坦钠(Cefoperazone sodium and sulbactam sodium)为复方制剂,含有头孢哌酮钠和舒巴坦,两药的化学结构如下:

头孢哌酮钠

舒巴坦

【**药理作用**】 头孢哌酮为第三代头孢菌素,通过抑制细菌细胞壁的合成而达到杀菌作用。舒巴坦对耐药菌产生的β-内酰胺酶具有不可逆的抑制作用,可增强头孢哌酮抗拒多种β-内酰胺酶降解的能力,直到对头孢哌酮明显的增效作用。同时,舒巴坦对淋球菌、不动杆菌有抗菌活性。

【**临床应用**】 主要用于治疗敏感菌引起的感染:①上、下呼吸道感染。②上、下泌尿道感染。③皮肤、软组织感染。④骨、关节感染。

⑤腹膜炎、胆囊炎、胆管炎、盆腔炎和败血症。⑥子宫内膜炎、淋病及其他生殖系统感染。

【不良反应】 ①过敏反应常见,甚至可发生致死性过敏反应。一旦发生应立即停药,并给药适当治疗。②胃肠道反应表现为腹泻、稀便、恶心和呕吐等。③血液系统反应有可逆性中性粒细胞减少、血红蛋白和血细胞比容降低、Coombs 阳性反应、一过性嗜酸性粒细胞增多、血小板减少和低凝血酶原血症等。④其他反应有头痛、发热、注射部位疼痛和发生静脉炎、血清转氨酶升高、低血压、血尿等。

【注意事项】 ①一旦发生过敏性休克应立即停药,给予肾上腺素紧急处理,必要时应给予吸氧、静脉给予激素等治疗。②头孢哌酮主要经胆汁排泄,当患者有肝脏疾病、胆道梗阻时,头孢哌酮的血浆半衰期延长,并且从尿中排出的药量会增加。③少数患者应用头孢哌酮治疗后可出现维生素 K 缺乏,造成出血倾向。营养不良、吸收不良和长期静脉输注高营养制剂的患者存在上述危险。④长期使用本药可引起不敏感菌过度生长,可导致二重感染。⑤妊娠和哺乳期妇女、新生儿等慎用。⑥对头孢菌素类过敏者禁用。肝功能不全及胆道阻塞患者禁用。

【制剂和用法】 注射剂:0.75g(含头孢哌酮 0.5g,舒巴坦 0.25g),1.5g(含头孢哌酮 1.0g,舒巴坦 0.5g),2.25g(含头孢哌酮 1.5g,舒巴坦 0.75g)。①成人常用量为每日 1.5～3g,治疗严重或难治性感染,剂量可增加至每日 6g,不宜超过 10g。对于发热性粒性白细胞减少的白血病患者,剂量可增加至每日 12g,分等量每 12 小时静脉滴注 1 次。②儿童使用本药的常用量为按体重每日 30～60mg/kg,等分 2～4 次给药。治疗严重或难治性感染,剂量可增加至每日 120mg/kg,等分 2～4 次给药。③新生儿出生第一周,应每隔 12 小时给药 1 次。按体重每日给予头孢哌酮 80mg/kg。

三、其他药物

头孢西丁钠

头孢西丁钠(Cefoxitin sodium)是由链霉菌 *Streptomycens*

lactamdurans 产生的头霉素（Cephamycin C，即甲氧头孢菌毒 C），经半合成制得的新型抗生素，化学结构如下：

【其他名称】　先锋美吩，甲氧头霉噻吩，噻吩甲氧头孢菌素，美福仙。

【药理作用】　通过抑制细菌细胞壁的生物合成而达到杀菌作用。对 G^+ 菌作用弱，对 G^- 菌作用强，对 β-内酰胺酶稳定。对其敏感的细菌有肺炎大肠杆埃希菌、克雷伯杆菌、奇异变形杆菌、普通变形杆菌、摩根变形杆菌、流感嗜血杆菌、沙门杆菌、志贺菌、枸橼酸杆菌、肠杆菌、脆弱拟杆菌等。铜绿假单胞菌、大多数菌株的肠球菌、阴沟杆菌等对本药有耐药性。

【临床应用】　主要用于敏感菌引起的呼吸系统、泌尿系统、生殖系统、骨和关节、皮肤和软组织等部分感染，也可用于败血症的治疗。

【不良反应】　①常见为局部反应，可出现血栓性静脉炎，肌内注射后可有局部硬结、压痛等。②偶见变态反应，表现为皮疹、瘙痒、嗜酸性粒细胞增多、发热和呼吸困难等。③可致肠道菌群失调和二重感染。可引起念珠菌病，维生素 B 和维生素 K 缺乏。④其他反应有低血压、腹泻、恶心、呕吐、血细胞减少、血小板减少、贫血、血清转氨酶升高等。

【注意事项】　①本药与多数头孢菌素类药物有拮抗作用，配伍应用可致抗菌疗效减弱。②本药与氨基糖苷类抗生素配伍使用，可加重肾毒性。③肾功能不全者、有胃肠疾病史特别是结肠炎患者慎用。④对本药及头孢菌素类抗生素过敏者禁用。

【制剂和用法】　注射剂：1g，2g。肌内注射、静脉注射或静脉滴注，成人，1 次 1～2g，1 日 3～4 次。或根据致病菌的敏感程度和病情调整剂量。①单纯性感染(肺炎、泌尿系统感染、皮肤感染):1 日 3~4g,每 6~8 小时 1g,肌内注射或静脉滴注。②中、重度感染:1 日 6~8g,每 4 小时 1g,或每 6~8 小时 2g,静脉滴注。③需大剂量抗生素治疗的感染(如气性坏疽):1 日 12g,每 4 小时 2g,或每 6 小时 3g,静脉滴注。④本药在肌内注射时,每 1g 药物溶于 0.5%盐酸利多卡因 2ml 中。静脉注射时,每 1g 药物溶于无菌注射用水 10ml 中。静脉滴注时,将 1~2g 药物溶于 0.9%氯化钠注射液,或 5%/10%葡萄糖注射液 50ml/100ml 中。

头孢米诺钠

头孢米诺钠(Cefminox sodium)为头霉素的衍生物,化学结构如下:

【其他名称】 美士灵,氨羧甲氧头孢菌素,Meicelin。

【药理作用】 本药为头霉素的衍生物,其作用与第三代头孢菌素相近。与青霉素结合蛋白(PBP)具有很强的亲和力,可抑制细胞壁的合成,并与肽聚糖结合,抑制肽聚糖与脂蛋白结合以促进溶菌,在短时间内显示出很强的杀菌力。对细菌增殖期和稳定期初期均有抗菌作用。

对 G^+ 菌和 G^- 菌有广谱的抗菌活性,并具有较强的抗 β-内酰胺酶的性能。对链球菌(肠球菌除外)、大肠埃希菌、克雷伯杆菌、变形杆菌、流感嗜血杆菌、脆弱拟杆菌等有抗菌作用,特别是对厌氧菌作用较强。

【临床应用】 主要用于治疗敏感菌引起的感染:①呼吸系统感染,如扁桃体炎、支气管炎、慢性呼吸道疾病继发感染、肺炎和肺化脓症等。②泌尿系统感染,如肾盂肾炎、膀胱炎等。③腹腔感染,如胆囊炎、胆管炎、腹膜炎等。④盆腔感染,如盆腔腹膜炎、子宫附件炎、子宫内感染、子宫旁组织炎等。⑤败血症。

【不良反应】 ①过敏反应,可出现皮疹、皮肤发红、瘙痒、发热等。②消化道反应有恶心、呕吐、腹泻、食欲不振等。③肝、肾损害,可引起血清转氨酶升高,胆红素、黄疸、血中肌酐上升,少尿,蛋白尿等。④血液系统可出现粒细胞减少、嗜酸性粒细胞增多,偶见红细胞减少、红细胞压积降低、血红蛋白和血小板减少等。⑤可致肠道菌群失调和二重感染。可引起口腔炎和念珠菌病。⑥可引起维生素 B、维生素 K 缺乏,表现为舌炎、口腔炎、食欲不振和神经炎等。维生素 K 缺乏,表现为低凝血酶原血症和有出血倾向等。⑦本药引起的严重不良反应有休克、全血细胞减少症、皮肤黏膜眼综合征(Stevens-Johnson syndrome)、中毒性表皮坏死症(Lyell syndrome)、急性肾功能衰竭、溶血性贫血、间质性肺炎等。

【注意事项】 ①本药可引起过敏性休克,使用前应仔细询问药物过敏史,并作皮试。②对 β-内酰胺类抗生素过敏者慎用。③老年人慎用,因可能出现维生素 K 缺乏而引起出血倾向。④肾功能不全者使用时应调整剂量,严重肾功能不全者慎用。⑤本人或父母兄弟中有易引起支气管哮喘、皮疹、荨麻疹等变态反应性症状体质患者慎用。⑥用药期间饮酒,可能会出现颜面潮红、心悸、眩晕、头痛、恶心等,用药期间及前后 1 周应避免饮酒。⑦新生儿、早产儿、妊娠和哺乳期妇女慎用。

【制剂和用法】 注射剂:0.5g,1g。本药仅用于静脉注射或静脉滴注给药。①成人常用剂量为每次 1g,1 日 2 次。可根据年龄和症状适宜增减剂量,对败血症、难治性或重度感染,1 日可增加剂量至 6g,分 3~4 次给药。②儿童按体重计算给药,每次 20mg/kg,1 日 3~4次。③静脉注射时每 1g 药物前用 20ml 注射用水、5% 或 10% 葡萄糖注射液、0.9% 氯化钠注射液溶解。静脉滴注时每 1g 药物可用 100~500ml 注射用水、5% 或 10% 葡萄糖注射液、0.9% 氯化钠注射液溶解,滴注时间 1~2 小时。

美罗培南

美罗培南(Meropenem)为人工合成的广谱碳青霉烯类抗生素,

化学结构如下：

·3H₂O

【其他名称】 倍能，美平，海正美特，Mepem。

【药理作用】 本药与大肠杆菌和铜绿假单胞菌的青霉素结合蛋白（PBP）有较强的亲和力。抗菌谱与亚胺培南近似，肺炎链球菌、绿色链球菌、大肠埃希菌、流感嗜血杆菌（包括产 β-内酰胺酶株）、肺炎克雷伯菌、脑膜炎奈瑟菌、铜绿假单胞菌、脆弱拟杆菌、丙酸消化球菌等对本药敏感。本药对奇异变形杆菌、沙门菌属、难辨梭状芽孢杆菌等其他许多革兰阴性菌也有较强的抗菌活性。

【临床应用】 主要用于由单一或多种敏感菌引起的感染。①肺炎及院内获得性肺炎。②腹腔内感染。③尿路感染。④妇科感染。⑤皮肤和软组织感染。⑥脑膜炎、败血症。

【不良反应】 ①严重不良反应主要有过敏性休克、急性肾衰竭、抗生素相关性肠炎、间质性肺炎、PIE 综合征、Stevens-Johnson 综合征、Lyell 综合征、意识障碍、全血细胞减少、血小板减少、肝功能障碍、血栓性静脉炎等。②过敏反应表现为皮疹、荨麻疹、红斑、瘙痒、发热、发红等。③血液系统可引起粒细胞减少症、红细胞减少、血红蛋白降低、血细胞比容降低、淋巴细胞增多等。④肝肾损害，出现血清转氨酶升高、胆红素和尿胆素原升高、黄疸、尿中 β-微球蛋白升高等。⑤消化系统可出现恶心、呕吐、腹痛、食欲减退等。二重感染，出现口腔黏膜炎和念珠菌感染等。⑦维生素 K 缺乏，出现低凝血酶原血症、有出血倾向等。B 族维生素缺乏，表现为舌炎、口腔黏膜炎、食欲下降、神经炎等。⑧其他反应有血清钙升高、头痛、肌阵挛、谵妄、倦怠感等。

【注意事项】 ①本药与其他碳青霉烯类和 β-内酰胺类抗生素有部分交叉过敏反应。②严重肾功能障碍患者应根据其肌酐清除率调整剂量。严重肝功能障碍的患者,应用本药有加重肝损害倾向。③有中枢神经系统功能障碍或癫痫病史者,发生痉挛、意识障碍等中枢神经系统症状的可能性增加。④进食不良或是全身营养状况不良的患者,有可能引起维生素 K 缺乏症状。⑤妊娠和哺乳期妇女慎用。老年人慎用。⑥对本药及其他碳青霉烯类抗生素有过敏史的患者禁用。使用丙戊酸钠的患者禁用。

【制剂和用法】 注射剂:0.25g,0.5g。①成人每日剂量为 0.5~1.0g,分 2~3 次给药,稀释后静脉滴注,每次 30 分钟。重症患者每日剂量可增至 2g。连续应用不超过 2 周。②儿童剂量,3 个月至 12 岁的儿童,每次 10~20mg/kg,每 8 小时 1 次。体重大于 50 kg 的儿童,按照成人剂量给药。治疗脑膜炎,1 次 40mg/kg,每 8 小时 1 次。

替考拉宁

替考拉宁(Teicoplanin)是由放线菌 *Actinoplanes teicomyceticus* 产生的一种新型糖肽类抗生素,性质与万古霉素近似,化学结构如下:

第十一章 感染性疾病用药

【其他名称】 他格适。

【药理作用】 通过与细胞壁黏肽合成中的 D-丙氨酰-D-丙氨酸形成复合物,抑制细菌细胞壁的合成,使细菌细胞停止生长,最后死亡。对金葡菌、链球菌、李斯特菌、肠球菌等革兰阳性菌和一些厌氧菌有抗菌作用。对所有革兰阴性菌、分枝杆菌和真菌等均无效。

【临床应用】 主要用于治疗各种严重的革兰阳性菌感染,包括不能用青霉素类和头孢菌素类抗生素者。临床用于治疗皮肤和软组织感染、泌尿道感染、呼吸道感染、骨和关节感染、败血症、心内膜炎及持续不卧床腹膜透析相关性腹膜炎等。在骨科手术中具有革兰阳性菌感染高危因素时,本药可作预防用药。尤其适用于耐甲氧西林金葡菌(MRSA)和耐氨苄西林肠球菌所致的感染(对中枢感染无效)。

【不良反应】 本药不良反应与去甲万古霉素相似而较轻。①局部反应有红斑、局部疼痛、血栓性静脉炎,引起肌内注射部位脓肿等。②变态反应表现为皮疹、瘙痒、发热、僵直、支气管痉挛、荨麻疹、血管神经性水肿,极少数可发生剥脱性皮炎、中毒性表皮溶解坏死和皮肤黏膜眼综合征(Stevens-Johnson syndrome)等。③血液系统可发生罕见可逆的粒细胞缺乏、白细胞减少、中性粒细胞减少、血小板减少和嗜酸性粒细胞增多等。④肝肾功能障碍,表现为血清肌酐升高、肾衰、血清转氨酶升高等。⑤其他反应有恶心、呕吐、腹泻、头晕、头痛、听力丧失、耳鸣和前庭功能紊乱等。

【注意事项】 ①肾功能不全者应减量慎用,并监测肾功能。②本药与万古霉素和去甲万古霉素有交叉过敏反应。对万古霉素和去甲万古霉素过敏者慎用。③本药宜现配现用,若保存在 4℃ 条件下,不可超过 24 小时。④长期使用本药或与其他抗生素联合用药时,可能会导致不敏感菌过度生长,引起二重感染。⑤本药在用注射用水溶解时不能振摇,否则易产生泡沫。如出现泡沫可将药液静置 15 分钟,等其消泡后再用。⑥监测血药浓度可使治疗更加完善。治疗严重感染时,本药血药浓度不应小于 10mg/L。⑦对正在接受有肾毒性或耳毒性药物(如氨基苷类、两性霉素、环孢素、呋塞米)治疗的患者,应慎用本药。⑧妊娠和哺乳期妇女慎用。

【制剂和用法】 注射剂:200mg,400mg。①中度感染,首剂(第1日)使用 400mg,次日开始每日 200mg,静脉给药或肌内注射。②严重感染,头三剂静脉注射 400mg,每 12 小时给药 1 次。维持量为每日 1 次,静脉给药或肌内注射 400mg。对于严重烧伤感染或金葡菌心内膜炎患者,本药的维持量可能需要达到 12mg/kg。③本药 200mg 和 400mg 标准剂量分别相当于 3mg/kg 和 6mg/kg 的平均剂量,如患者体重超过 85kg,建议治疗方案按公斤体重给药,中度感染为 3mg/kg,严重感染为 6mg/kg。

亚胺培南西司他丁钠

亚胺培南西司他丁钠(Imipenem and cilastatin sodium)为复方制剂,含有亚胺培南和西司他丁钠,亚胺培南为具有碳青霉烯(carbopenem)环的硫霉素类(thienamycins),两药的化学结构如下:

亚胺培南

西司他丁

【其他名称】 泰能。

【药理作用】 亚胺培南对革兰阳性、阴性需氧和厌氧菌都具有抗菌作用。肺炎链球菌、化脓性链球菌、金黄色葡萄球菌、大肠埃希菌、克雷伯杆菌、地动杆菌的部分菌株、脆弱拟杆菌及其他拟杆菌、消化球菌和消化链球菌的部分菌株对本药敏感。粪链球菌、表皮链球菌、产气肠杆菌、沙雷杆菌、奇异变形杆菌、阴沟肠杆菌、铜绿假单胞菌、气性坏疽梭菌、难辨梭菌等对本药也相当敏感。但亚胺培南单独应用,受肾肽酶影响而分解,在尿中只能回收少量的原型药物。西司他丁是肾肽酶的抑制剂,保护亚胺培南在肾脏不受破坏,尿中回收的原型药物可达70%。西司他丁还能阻抑亚胺培南进入肾小管上皮组织,因而减少亚胺培南的排泄并减轻其肾毒性。

【临床应用】 主要用于敏感菌引起的感染。①腹腔内感染,如腹膜炎、腹腔内脓肿、肝胆感染等。②下呼吸道感染。③妇科感染。④骨和关节感染。⑤败血症、心内膜炎。⑥泌尿系统感染。⑦预防已经污染或具有潜在污染性外科手术患者的术后感染。⑧不适用于炎症的治疗。

【不良反应】 ①局部反应有红斑、局部疼痛、硬结、血栓性静脉炎等。②过敏反应表现为皮疹、瘙痒、荨麻疹、多形性水肿、Stevens-Johnson综合征、血管性水肿、表皮脱落性皮炎、药物热等。③胃肠道反应有恶心、呕吐、腹泻、牙齿和舌色斑等。④肝肾功能障碍,表现为血清ALT、AST、胆红素升高,肝炎等。少尿、无尿、多尿、急性肾衰竭等。⑤中枢神经系统反应有精神障碍、幻觉、错乱状态、癫痫发作、感觉异常、肌阵挛等。⑥其他反应有听觉丧失、味觉异常、血清肌酐和尿素氮升高、尿液变色、嗜酸性粒细胞增多、白细胞减少、血小板减少、血红蛋白降低和凝血酶原时间延长等。

【注意事项】 ①用药前应询问对β-内酰胺类抗生素有无过敏史。②亚胺培南西司他丁钠静脉滴注时不能与其他抗生素混合或直接加入其他抗生素中使用。③患过胃肠道疾病尤其是结肠炎的患者需慎用。使用本药期间出现腹泻,应考虑抗生素相关性肠炎的可能。④已有中枢神经系统疾病患者如脑损伤、有癫痫病史或肾功能不全者,使用本药易产生中枢神经系统不良反应如肌肉阵挛、精神错乱和癫痫发作等。⑤肌酐清除率每分钟≤5ml的患者不应使用,除非在48小时内进行血液透析。⑥妊娠和哺乳期妇女、新生儿等慎用。⑦对本药任何一种成分过敏者禁用。

【制剂和用法】 注射剂:0.5g(含亚胺培南和西司他丁各 0.25g),1.0g(含亚胺培南和西司他丁各 0.5g),2.0g(含亚胺培南和西司他丁各 1.0g)。本药为亚胺培南与西司他丁按 1:1 的比例组成的复方制剂。①对大多数感染的常用剂量为每日 1~2g,分 3~4 次滴注。对中度感染可用每次 1.0g,1 日 2 次。静脉滴注每日最大量为 4g,或按体重给药为 50mg/kg。②当每次静脉滴注的剂量低于或等于 500mg 时,滴注时间不少于 20~30 分钟。如剂量大于 500mg 时,滴注时间应不少于 40~60 分钟。③静脉滴注可选用 0.9%氯化钠注射液、5%或 10%葡萄糖注射液作溶剂;肌内注射可选用利多卡因注射液作溶剂,以减轻疼痛。